Jergash Berdiev

VIDEOLAPROSCOPIA NO TRATAMENTO COMPLEXO DE ADERÊNCIAS EM CRIANÇAS

Jergash Berdiev

VIDEOLAPROSCOPIA NO TRATAMENTO COMPLEXO DE ADERÊNCIAS EM CRIANÇAS

Monografia

ScienciaScripts

Imprint

Any brand names and product names mentioned in this book are subject to trademark, brand or patent protection and are trademarks or registered trademarks of their respective holders. The use of brand names, product names, common names, trade names, product descriptions etc. even without a particular marking in this work is in no way to be construed to mean that such names may be regarded as unrestricted in respect of trademark and brand protection legislation and could thus be used by anyone.

Cover image: www.ingimage.com

This book is a translation from the original published under ISBN 978-620-2-39626-4.

Publisher:
Sciencia Scripts
is a trademark of
Dodo Books Indian Ocean Ltd. and OmniScriptum S.R.L publishing group

120 High Road, East Finchley, London, N2 9ED, United Kingdom
Str. Armeneasca 28/1, office 1, Chisinau MD-2012, Republic of Moldova, Europe
Printed at: see last page
ISBN: 978-620-7-27125-2

Copyright © Jergash Berdiev
Copyright © 2024 Dodo Books Indian Ocean Ltd. and OmniScriptum S.R.L publishing group

ERGASH ABDULLAEVICH BERDIEV

VIDEOLAPROSCOPIA EM TRATAMENTOS COMPLEXOS DE ADERÊNCIAS EM CRIANÇAS

Tashkent - 2024

UDC 616-007. 274-089-06-08

A monografia formula uma nova direção na prevenção e tratamento das aderências peritoneais. Os autores, com base na literatura e na sua própria experiência, consideram as possibilidades de prevenção e tratamento das aderências e da sua complicação - obstrução intestinal aguda adesiva em crianças. É apresentado o programa de algoritmo de diagnóstico e tratamento complexo de doentes com aderências peritoneais. A validade das disposições científicas, conclusões e recomendações contidas na monografia é determinada por um vasto material clínico, métodos de investigação informativos, processamento estatístico dos resultados obtidos, cuja totalidade pode ser qualificada como uma nova direção promissora no problema do tratamento de doentes com aderências peritoneais, que tem um valor prático importante. A monografia destina-se a gastroenterologistas pediátricos, cirurgiões pediátricos, pediatras, mestres e estudantes de universidades de medicina.

Revisores: Diretor do Centro de Desenvolvimento Profissional qualificações dos profissionais médicos
Doutor em Ciências Médicas, Professor **H.A. Akilov**

Chefe do Serviço de Cirurgia Pediátrica n.º 2
Estado de Samarkand
Doutor da Universidade de Medicina, Doutor em Ciências Médicas;
Professor: **Akhmedov Y.M.**

ÍNDICE DE CONTEÚDOS

PERSPECTIVAS ACTUAIS SOBRE AS ADERÊNCIAS ABDOMINAIS E AS SUAS COMPLICAÇÕES 8

CARACTERIZAÇÃO DAS OBSERVAÇÕES CLÍNICAS E DOS MÉTODOS DE INVESTIGAÇÃO 34

ANÁLISE RETROSPECTIVA DO TRATAMENTO CONSERVADOR E OPERATÓRIO DE UM GRUPO DE CONTROLO DE DOENTES COM OBSTRUÇÃO INTESTINAL AGUDA ADESIVA 51

MELHORAR O TRATAMENTO E A PREVENÇÃO PRECOCE DE ADERÊNCIAS EM CRIANÇAS 64

OS NOSSOS CONSELHOS PRÁTICOS 92

LISTA DE REFERÊNCIAS 93

INTRODUÇÃO. A relevância do tratamento das aderências pós-operatórias da cavidade abdominal (PABP) e das aderências peritoneais (PAD) continua a ser um dos problemas urgentes da cirurgia [Adamyan L. V., Kozachenko A. V., 2013; Arutyunyan D. Y., Beburishvili A. G., Mikhin I. V., 2008; Vakkosov M. H., Iskhakov B. R., 2006; Erekeshov A. E., Olkhovik Y. M., 2007]. Considera-se que a principal razão para o desenvolvimento de aderências após a cirurgia é a lesão do mesotélio peritoneal. O número de pacientes que sofrem de SBP continua a aumentar em proporção ao número de intervenções cirúrgicas, e as complicações de aderências ocupam um dos primeiros lugares na estrutura da letalidade pós-operatória [Bezhin A. I., Lipatov V. I. I., Lipatov V. A., Demidov V. M., 2001; Myasnikov A. D., Garmashov A. V., 2002; Kuriuu. V., 2002; Kuriu Y., Yamagishi H., Otsuji E. et al., 2009]. Muitas questões relativas à patogénese das aderências peritoneais, ao seu prognóstico, à prevenção e às tácticas de tratamento permanecem controversas [Aliev S.R., 2009; Dadaev S.A., Kim S.V., 2007; Ivanov V.V., Chevzhik V.P., Arab E.A., 2007; Saribeyoglu K., Pekmezci S., Korman U., 2008].

De acordo com a Sociedade Internacional de Adesão (International Adhesion Society, 2001), cerca de 1% dos doentes previamente operados são tratados anualmente em departamentos cirúrgicos devido a aderências, 50-75% desta categoria de doentes desenvolvem obstrução intestinal com elevada letalidade. O tratamento conservador das aderências é ineficaz e, após intervenções cirúrgicas, observam-se recorrências de 32 a 71% [Grechkina I.A., Dvoretskaya Y.A., 2007; Krieger A.G., Andreytsev V.A2001]. Meios fiáveis de prevenção da SPBP pós-operatória, tal como indicado por R. D. Magalashvili (1991), M. P. Diamond, D. M. El-Mowafi (1998), D. M. Wiseman (1999), A. A. Vorobiev, A. G. Beburashvili (2001-2009), I. A. Chekmazov (2002) e muitos outros autores, não existem meios fiáveis de prevenção da SPBP pós-operatória.

Apesar de um número significativo de publicações, que reflectem os dados de várias centenas de estudos experimentais e clínicos sobre as aderências (AD), este problema está longe de estar resolvido [Vorobyev A.A., Lyutaya E.D., Poroysky S.V., 2007; Emans P.J., Schreinemacher M.H., Gijbels M.J., 2009]. Os factores etiológicos da formação de aderências na cavidade abdominal são extremamente diversos e muitos mecanismos patogénicos ainda não foram definitivamente revelados [Baranov G.A., Karbovsky M. Y.,2006; Ersoz N., Ozler M., Altinel O., 2009; Hill A. G.,2008; Iwasaki K., Ahmadi A. R., Qi L., Chen M., Wang W., Katsumata K., Tsuchida A., Burdick J., Cameron A. M., Sun Z., 2019;]. Com base em trabalhos publicados, pode prever-se que vários factores desempenham um papel na formação de aderências, incluindo danos mecânicos na membrana serosa, isquémia dos órgãos abdominais devido a uma microcirculação deficiente ou entrada de material estranho na cavidade abdominal e inflamação infecciosa do peritoneu [Shurygin S.N., Dmitriev V.B., 2000; Alpay Z., Saed G.M., Diamond M.P., 2008; Lee I. K., Kim do H., Gorden D. L., 2009;].

Todos os factores acima referidos estão presentes, em maior ou menor grau, durante as intervenções cirúrgicas. Alguns autores [Baymakov S. R., 2001; Verbitsky D.A., 2004; Lee I. K., Kim do H., Gorden D. L., 2009;] consideram a hemorragia intra-abdominal como um importante fator etiológico. De acordo com A.G. Beburishvili (2003), a patogénese das fusões intraperitoneais surge da seguinte forma: danos nas membranas serosas causados pelos factores acima referidos que levam à exsudação imediata de albumina, globulina e fibrinogénio. O tecido danificado ativa a conversão de fibrinogénio em fibrina, a rede de fibrina aparece apenas 10 minutos após o dano à integridade do órgão. Mas, ao constatar este facto, os autores não conseguem elucidar os mecanismos patogénicos do desenvolvimento do processo de adesão. Sabe-se que sob a influência do trauma cirúrgico há exsudação de fibrinogénio para a cavidade abdominal e estroma peritoneal [Fazel M. Z., Jamieson R. W., 2009; Fazel M. Z., Jamieson R. W., Watson C. J., 2009; Koperen P. J., Wind J., Bemelman W. A., Slors J. F., 2008;].

Em condições normais, a deposição de fibrina é acompanhada pela ativação de processos e fibrinólise, o que leva à reabsorção da maioria das fusões fibrinosas primárias [Garipov R.M., Karnilaev P.G., Shavleyev R.R., 2005; Kuriu Y., Yamagishi H., Otsuji E., 2009;].

A secagem do peritoneu ao ar, a exposição a produtos químicos agressivos (iodo, álcool, etc.), a administração intra-abdominal de antibióticos, anti-sépticos, a permanência de corpos estranhos na cavidade abdominal (gaze, tampões, tubos de drenagem) são pré-requisitos etiológicos para a formação de aderências [Beburishvili A.G., Mikhin I.V., Vorobyev A.A., Kalmykova O.P., 2007; Verkhuletsky I.E., Verkhuletsky E.I., 2009].

A análise da literatura mostra que todos os autores se baseiam num método específico de prevenção de aderências. Assim, alguns especialistas acreditam que a terapia anti-aderência pode ser iniciada a partir do terceiro dia, outros são a favor da sua implementação no período pós-operatório imediato [Sopuev A.A., Mamatov N.N., Kudayarov E.E., Ibrayev D.Sh., Sydykov N.Zh., 2017; Dubrovina S.O., 2015; Minaev S.V., Nemilova T.K., 2006].

Apesar da melhoria contínua das técnicas de tratamento cirúrgico e dos métodos de prevenção da formação de aderências intraperitoneais, os resultados imediatos e a longo prazo do tratamento não podem ser considerados satisfatórios [Arutyunyan D.Y., 2008; Vorobyev A.A., Lutaya E.D., Poroysky S.V. et al.Vorobyev A.A., Lyutaya E.D., Poroysky S.V. et al., 2007; Gobejishvili V.K., Lavreshin M.P., Gezgieva R.K.,

2006; Dronov A.F., Holostova V.V., 2004; Vijay K., Anindya C., Bhanu P. et al., 2005;].

As alterações que ocorrem no lado da hemostase são insuficientemente estudadas, não tendo sido propostos métodos de correção destas alterações, que visam a prevenção precoce de aderências na cavidade abdominal.

Também não encontrámos dados sobre o mecanismo das aderências antes da cirurgia, no contexto da obstrução intestinal aguda adesiva (OIAA), durante a cirurgia e no pós-operatório imediato. A cadeia patogénica da formação de aderências não foi traçada.

A este respeito, decidimos rastrear os mecanismos coagulológicos patogénicos da formação de aderências e desenvolver uma abordagem abrangente para a prevenção precoce de aderências em crianças, tendo em conta os factores etiopatogénicos das aderências. Melhorar os resultados do tratamento da doença das aderências em crianças através da prevenção precoce e da otimização das tácticas de adesiólise cirúrgica. O objeto do presente estudo foram 233 doentes com aderências complicadas por obstrução intestinal adesiva aguda.

Assim, a utilização separada de anti-adesões locais e gerais na maioria dos estudos clínicos não conduziu a resultados satisfatórios e alguns medicamentos ainda não saíram da fase de estudos experimentais. Continuam a existir muitos problemas por resolver na patogénese das aderências e no domínio dos métodos de tratamento baseados em mecanismos patogénicos.

Capítulo 1

PERSPECTIVAS ACTUAIS SOBRE AS ADERÊNCIAS ABDOMINAIS E AS SUAS COMPLICAÇÕES

As aderências continuam a ser um problema urgente da cirurgia moderna. Os problemas do tratamento das aderências foram abordados pelos cirurgiões já no final do século XVIII. René Leriche chamou às aderências peritoneais pós-operatórias um "terrível flagelo da cirurgia da cavidade". A análise dos dados da literatura mostra que a incidência de aderências no pós-operatório varia de 67 a 93%. Há relatos de que o grau de aderências é diferente em cada paciente. Alguns não só não apresentam clínica de aderências como também não apresentam síndrome dolorosa. Noutros, as cicatrizes quelóides, que requerem cirurgia cosmética, aparecem às mais pequenas feridas na pele [Dobrovolsky S.R., Uzakbaeva D.I., Abushaibeh L.G., Sadovy P., 2005; Dronov A.F., Kotlobovsky V.I., Smirnov A.N. et al., 2008; Kurbanov K.M., Gulov M.K., 2006].

De acordo com estudos patológicos e clínicos após laparotomia, a incidência de aderências intraperitoneais é de 70-90%. As aderências formam-se entre a ferida e o omento em mais de 80% dos doentes. As operações repetidas através do mesmo acesso podem ser extremamente complexas, arriscadas e potencialmente perigosas [Galyuk V.M., Klymyuk V.M., 2008; Erekeshov A.E., Olkhovik Y.M., Adilbaev B.K., 2007; Ivanov V.V., Chevzhik V.P., Arab E.A. et al., 2007; Shinohara T., Kashiwagi H., Yanagisawa S., Yanaga K. A., 2008;]. Apesar de um número significativo de trabalhos publicados, o conceito de aderências peritoneais, métodos de prognóstico, prevenção e seu tratamento ainda são controversos [Sopuev A. A., Ibraev D. Sh., Mamatov N. N., Abdiev A. Sh., 2016; Alibaev A. K., 2008; Arutyunyan D.Y., Matveev N.L., 2007; Shaidulin S.V., Dimitrev Yu. 2000; Grafen F. C., Neuhaus V., Schöb O., Turina M., 2009; Kuckelman J.P., Kononchik J., Smith J., Kniery K.R.,Kay J.T., Hoffer Z.S., Steele S.R., Sohn V., 2018;]. As aderências pós-operatórias reduzem drasticamente a qualidade de vida de milhões de pessoas em todo o mundo, levando à dificuldade de acessos repetidos na laparotomia em caso de obstrução intestinal, dor abdominal e pélvica crónica, infertilidade feminina [Krutova VA, Makarenko L.V., Avagimova O.V., Kravtsov I.I., Kravtsova N.A., Melkonyants T.G., Titova A.N., Tyutyunnikova N.S., Storozhuk A.P., 2012; Arutyunyan D.Y., Matveev N.L., 2007;].

Sabe-se que o fibrinogénio desempenha um papel especial na formação de adesões [Dadaev Sh. A., Kim V.P., 2006; Karimov S.H., Miroshnichenko A.G., 2007; Kotlobovsky V.I., Dronov A.F., 2003; Groschwitz K. R., Hogan S. P., 2009; Kosaka H., Yoshimoto T., Yoshimoto T. et al., 2008;]. Quando a concentração de fibrinogénio aumenta, a fibrinólise dos tecidos ou, por outras palavras, os processos de proteólise e a atividade fibrinolítica do sangue diminuem drasticamente [Pashkov S.A., 2005; Rudin E.P., Andreev V.G., Karnaushenko P.V., 2003; Stupin V.A., Mudarisov R.R., 2007; Sufiyarov I.F., Hasanov A.G., 2006;]. É a fibrinólise que impede a formação de aderências [Kolesnikov E.G., 2009; Shonazarov I.Sh., 2006; Sai Prasad T. R., Chui C. H., Jacobsen A. S., 2006;]. É nesta altura que se podem desenvolver complicações tromboembólicas [74]. Este período é também o mais favorável para a recorrência e o desenvolvimento de aderências [Aliev S. R., 2009; Dobrovolsky S. R., Uzakbaeva D. I., Abushaibeh L. G., Sadovy P. G., 2005; Orzimatov S. K., 2005; **Laukka M., Hoppela E., Salo J., Rantakari P., Gronroos T. J., Orte K., Auvinen K., Salmi M., Gerke H., Thol K., Peuhu E., Kauhanen S., Merilahti P., Hartiala P.,** 2019;].

O morfologista alemão J. Gunther (1793), na sua obra "Blood, inflammation and gunshot wounds" (Sangue, inflamação e ferimentos de bala), descreveu três casos de aderências intestinais que se desenvolveram após um ferimento de bala na cavidade abdominal. Na Rússia, a primeira obra fundamental dedicada às aderências abdominais é a monografia de P. Dobrovolsky (1838) "Sobre a doença chamada íleo", dez anos mais tarde N.I. Pirogov (1849) efectuou a primeira operação conhecida para as aderências de obstrução intestinal por estrangulamento. À medida que o número de operações na cavidade abdominal aumentava, o número de doentes que sofriam de desenvolvimento de aderências aumentava acentuadamente, o que nos permitiu concluir que "o mecanismo de desencadeamento do processo de aderência é o traumatismo do peritoneu" [Harutyunyan D.]. [Arutyunyan D. Y., 2008; Cox M. R., Gunn I. F., Eastman M. C. et al., 1193; Ersoz N., Ozler M., Altinel O. et al., 2009; Gaertner W. B., Hagerman G. F., Felemovicius I. et al., 2008; **Kuckelman J. P., Kononchik J., Smith J., Kniery K. R., Kay J. T., Hoffer Z. S., Steele S. R., 2018;**].

E. Payer (1914) introduziu pela primeira vez o conceito de "aderências" na prática clínica.

Os factores etiológicos da formação de aderências são extremamente diversos. Incluem danos mecânicos e físicos nas membranas serosas, isquémia dos órgãos da cavidade abdominal devido a uma diminuição do fluxo sanguíneo, entrada de material estranho na cavidade abdominal e inflamação infecciosa do peritoneu. Todos estes factores estão presentes em graus variáveis durante as operações cirúrgicas, pelo que entre as causas directas que levam ao desenvolvimento de aderências na cavidade abdominal, em primeiro lugar estão as intervenções cirúrgicas [**Adamyan L.V., Kozachenko A.V., Kondratovich L.M., 2013**; Alibaev A. K., 2008; Grechkina I.A., Dvoretskaya Y.A., 2007; Dudanov I.P., Sobolev V.E., 2006; Stepanov E.A Smirnov A.N., 2003;]. As aderências intra-abdominais que ocorrem em 93-94% dos pacientes submetidos a cirurgias de cavidade são causadas principalmente por trauma peritoneal [Bezhin

A. I., Lipatov V. A., 2001; Fomin N. N., 1981; Gunabushanam G., Shankar S., Czerniach D. R.et al., 2009;]. A formação máxima de aderências ocorre aquando da deserção do intestino após diatermocoagulação e lesões traumáticas [Beburishvili A.G., Mikhin I.V., Vorobyev A.A. et al., 2004; Bogdanovich A.V., Shilenok V.N., Kirpichenok L.N., 2007]. A hemorragia intra-abdominal é reconhecida como um importante fator etiológico da formação de aderências [Dronov A.F., Kotlobovsky V.I., Smirnov A.N. et al., 2008; Shonazarov I.Sh., 2006; Neto M. O., Neto E. C. Esteves E. et al., 2001; Saribeyoglu K., Pekmezci S., Korman U. et al., 2008;]. A reação inflamatória em condições de hemoperitoneu assume um carácter prolongado e progressivo, e a organização dos coágulos sanguíneos leva à formação de fusões inter-orgânicas ásperas em locais de acumulação de sangue coagulado, onde há fibrina e colagénio [Aliev S. R., 2009; Dronov A.F., Kotlobovsky V.I., Smirnov A.N. et al., 2008; Kolesnikov E.G., 2009; Orzimatov S.K., 2005; Portenko Y.G., Rumyantsev G.N., Shmatov G.P., 2009].

A infeção desempenha um papel importante na formação de aderências. A sua entrada na cavidade abdominal durante a cirurgia ou na perfuração de órgãos ocos provoca uma inflamação acentuada do peritoneu. Em torno do foco de inflamação, os fios de omento são soldados e a grande maioria deles permanece fixa num determinado local. As aderências omentais são os participantes mais frequentes de aderências após peritonite [Bandyopadhyay S.K., de la Motte C.A., Kessler S.P. et al., 2008; Ersoz N., Ozler M., Altinel O. et al., 2009; Peters A. A., Van den Tillaart S. A., 2007;]. Na peritonite tuberculosa, devido à sua natureza lenta, observam-se sobretudo aderências maciças [Kehoe S. M., Williams N. L., Yakubu R. et al., 2007; Fu Y., Tsauo J., Sun Y., Wang Z., Kim

K.Y., Lee S.H., Kim D.Y., Jing F., Lim D., Song H.Y., Hyun H., Choi E.Y., 2018;].

A.G. Beburishvili (2003) apresenta a patogénese das fusões intraperitoneais da seguinte forma: os danos nas membranas serosas causados pelos factores acima referidos levam à exsudação imediata de albumina, globulina e fibrinogénio. O tecido lesionado ativa a conversão de fibrinogénio em fibrina, a rede de fibrina que surge em 10 minutos é totalmente formada nas primeiras 2 horas. Após 3 horas, a superfície serosa lesada adere ao tecido circundante revestido de fibrina. A fase de exsudação é seguida pela organização subsequente de fusões de fibrina, nas quais aparecem fibroblastos - colagénios, que depois brotam gradualmente capilares [Alibaev A. K., 2008; Beburishvili A.G., Mikhin I.V., Vorobyev A.A. et al., 2009;]. Ao mesmo tempo, as fusões omentais ocorrem muito mais rapidamente do que noutros órgãos. Os fibroblastos, que aparecem no 2-3º dia, começam a transformar-se em colagénio. O tecido conjuntivo é finalmente formado no 21º dia após a lesão. Durante este período, as fusões inter-orgânicas transformam-se em aderências fibrosas densas, formam-se vasos sanguíneos e crescem fibras nervosas. A formação de nervos nas fusões inter-orgânicas está concluída no 30º dia. Mas, ao mesmo tempo, muitos aspectos da patogénese das aderências continuam a ser mal compreendidos. Por exemplo, porque é que na maioria dos doentes com traumatismo peritoneal devido à inibição da atividade da fibrinólise, a fibrinólise da fibrina não ocorre, e em alguns a atividade fibrinolítica do sangue permanece dentro dos limites normais, e o processo de adesão neles não é acentuadamente expresso [Baranov GA, Karbovsky M. Yu, 2006; Bogdanovich A.V., Shilenok V.N., Kirpichenok L.N., 2007; Vorobyev A.A., Lyutaya E.D., Poroysky S.V. et al., 2007; Zolotokrylina E.S., Moroz V.V., Gridchik I.E., 2001;].

O ponto de vista mais difundido é que a adesão intraperitoneal é uma reação de defesa normal do organismo que surge em resposta a vários factores etiológicos da formação de aderências. Sob a sua influência em locais de lesão peritoneal diminui a atividade do ativador do plasminogénio tecidular, há uma inibição dos processos de fibrinólise e cria pré-requisitos para a transformação da rede de fibrina em aderências do tecido conjuntivo [Verkhuletsky I.E., Verkhuletsky E.I.,2009; Grechkina I.A., Dvoretskaya Y.A., 2007; Montalvo-Javé E.E., Mendoza-Barrera G.E., GarcíaPineda M.A., Jaime Limón Á.R., Montalvo-Arenas C., Castell Rodríguez A.E., 2016;]. Na isquémia dos órgãos da cavidade abdominal, que se observa na peritonite, também se verifica a inibição do sistema de fibrinólise e o reforço do processo de adesão na cavidade abdominal [Verkhuletsky I.E., Verkhuletsky E.I., 2009; Zolotokrylina E.S., Moroz V.V., Gridchik I.E., 2001; Kayumov T H , Baymakov S.R., 2000; Lubiansky V.G., Komleva I.B., 2009;]. Além disso, sob a influência do trauma cirúrgico, há exsudação de fibrinogénio na cavidade abdominal e no estroma peritoneal.

Em condições normais, a deposição ou dissolução de fibrina é acompanhada pela ativação da proteólise e da fibrinólise, o que leva à reabsorção da maioria das fusões fibrinosas primárias [Vorobyev A.A., Lyutaya E.D., Poroysky S.V. et al., 2007; Dadaev S.A., Kim S.V., 2007; Lipatov V.A., Sinkov V.A., Martintsev A.A., 2002; Shinohara T., Kashiwagi H., Yanagisawa S., Yanaga K. A., 2008;]. Observa-se um quadro diferente quando está associado um componente autoimune. Neste caso, o processo inflamatório é prolongado e, em condições de estado de imunodeficiência secundária no peritoneu, surgem distúrbios distróficos e metabólicos mais profundos, causando um complexo de sintomas patológicos e aumento das aderências [Dadaev S.A., Kim S.V., 2007; Dronov A.F., Kotlobovsky V.I., Smirnov A.N. et al., 2008; Dudanov I.P.,

Sobolev V.E., 2006; Orzimatov S.K., 2005; Koperen P. J., Wind J., Bemelman W. A., Slors J. F., 2008;].

A mesma opinião foi alcançada por E.A. Stepanov et al. (2003), que, operando pacientes com peritonite apendicular, especialmente derramada, hospitalizada tardiamente desde o início da doença, foram observadas aderências em quase 62% deles.

O segundo e terceiro lugar na frequência de obstrução intestinal adesiva são os pacientes operados por obstrução intestinal obturadora (22,9%) e doenças ginecológicas (20,6%) [Mailova K.S., Osipova A.A., Korona R., Binda M., Koninx F., Adamyan L.V., 2012; Adamyan L.V., Kozachenko A.V., Kondratovich L.M., 2013; Kirchhoff S., Ladurner R., Kirchhoff C. et al., 2009; Petersen M., Köckerling F., Lippert H., Scheidbach H., 2009;]. É importante sublinhar o facto de as aderências após apendicectomia, como principal causa de obstrução intestinal adesiva, ocuparem o lugar principal [Dubrovina S.O., 2015; Arutyunyan D.Y., 2008; Ivanov V.V., Chevzhik V.P., Arab E.A. et al., 2007; Lang R. A., Buhmann S., Hopman A. et al., 2008; Vetrano S., 2005; Tahmasebi S., Tahamtan M., Tahamtan Y., 2012;]. Isto deve-se ao facto de a cirurgia para apendicite aguda ser a mais comum na prática cirúrgica pediátrica [Garipov R.M., Karnilaev P.G., Shavleev R.R., 2005; Zolotokrylina E.S., Moroz V.V., Gridchik I.E., 2001; Podtyazhkina T.A., Volodin V.V., Krasnova N.V., 2007;]. O número de intervenções cirúrgicas após as quais se desenvolve uma obstrução intestinal adesiva não excede 2% de todas as apendicectomias.

M. Nieuwenhuijzen (1998), numa avaliação retrospetiva dos resultados de 234 ressecções colorretais, verificou que 18% dos doentes desenvolveram obstrução adesiva do intestino delgado 9 anos após a cirurgia. A incidência mais comum de obstrução do intestino delgado ocorreu no primeiro ano após a cirurgia. A frequência de obstrução adesiva do intestino delgado no prazo de 10 anos após a cirurgia colorrectal atinge 30% e torna-se comparável à que se verifica após operações realizadas diretamente no íleo (25,3%). As aderências que causam a obstrução do intestino delgado localizam-se na área da cirurgia anterior em mais de 60% dos casos. O local mais frequente de formação de aderências após intervenções abdominais são as áreas de danos intensos no peritoneu, ou seja, a superfície peritoneal da ferida da parede abdominal anterior [Adamyan L.V., Kozachenko A.V., Kondratovich L.M., 2013; Alibaev A., 2008; Bagnenko S.F., Sinenchenko G.I., Chupris F.G., 2009; Baranov G. A., Karbovsky M. Y., 2006; Kuckelman J. P., Kononchik J., Smith J., Kniery K. R., Kay J. T., Hoffer Z. S., Steele S. R., Sohn V., 2018;].

De acordo com N.A. Grishin (2003), com base nos resultados da revisão laparoscópica da cavidade abdominal, as aderências na mesma eram mais pronunciadas após a laparotomia na linha média efectuada para várias doenças inflamatórias ou hemorragia intraperitoneal. Em quase metade (42,2%) dos doentes submetidos a tais intervenções, as aderências espalharam-se muito para além dos limites da cicatriz pós-operatória [Alibaev A. K., 2008; Ivanov V. K., 2008]. K., 2008; Ivanov V.V., Chevzhik V.P., Arab E.A. et al., 2007; Lipatov V.A., 2002].

Existem diferentes tipos de aderências intraperitoneais, mas a sua estrutura nem sempre determina o efeito na função intestinal. O fator determinante é o grau de alterações patológicas provocadas no intestino por estas aderências. Assim, de acordo com o grau de envolvimento dos órgãos abdominais no processo de adesão, distinguem-se as adesões viscerais, visceroparietais e omentais. As aderências podem ocorrer entre alças do intestino delgado, intestino e omento, intestino delgado e grosso, partes do cólon, órgãos viscerais e alças do intestino [Arutyunyan D.Y., 2008; Bezhin A.I., Lipatov V.A., Grigoryan V.V., 2001; Dadaev Sh.A.,

Kim V.P., 2006]. Existem várias classificações da gravidade das aderências na cavidade abdominal [Alibayev A. K., 2008; Beburishvili A.G., Mikhin I.V., Vorobyev A.A. et al., 2009;]. Todos eles, em maior ou menor grau, reflectem a dependência da complexidade da intervenção cirúrgica - adesiólise - da natureza das aderências [Dobrovolsky S. R., Uzakbaeva D. I., Abushaibeh L. G., Sadovy P. G., 2005; Krieger A. G., Andreytsev V. A., 2001; Lang R. A., Buhmann S., Hopman A. et al., 2008; Sikkink C. J., de Man B., Bleichrodt R. P., van Goor H., 2006;].

Assim, Toskin K.D., Zhebrovsky V.V., (1979) distinguem apenas dois graus de gravidade das aderências intraperitoneais: generalizadas e limitadas. Blinnikov O.I., (1994), tendo em conta a prevalência das aderências, distingue 4 graus de aderências. Kalugin A.S. (1976) também distingue 4 graus de aderências de acordo com a intensidade do processo de aderência. Existe uma variedade de manifestações clínicas das aderências da cavidade abdominal. A.N. Dubyaga (1974) distinguiu três fases no curso clínico: aguda, intermitente e remissão. P.N. Napalkov (1977) distinguiu seis variantes clínicas de aderências. A sistematização dos sintomas clínicos da doença de aderência é dedicada aos trabalhos de K.S. Simonyan (1966), N.I. Blinov (1968), R.A. Zhenchevsky (1971), N.G. Gataulin (1978), V.V. Plechev (1999). Plechev (1999). Infelizmente, nenhum deles é aceite como fundamental, o que complica significativamente a escolha das tácticas terapêuticas nas aderências.

A adesiólise aumenta a duração da cirurgia, da anestesia e do período de recuperação, levando a riscos adicionais para o paciente: perda de sangue, danos nos órgãos internos, fístulas [Lipatov V.A., Glushenko I.A., Kabelev A.A., 2002;]. Atualmente, existe um estudo aprofundado da patogénese e das reacções bioquímicas na formação de aderências na cavidade abdominal [Lipatov V.A., 2002; Milyukov V.E., 2002; Minaev S.V., Nemilova T.K., 2006; Myasnikov A.D., Lipatov V.A., Garmashov

A.V., 2002; Stepanov E.A. Smirnov A.N., 2003; Fedorov K.K., Prokozhenko Y.D., Belyaev M.K., 2007; Khasanov A.G., Sufiyarov N.F., Nigmatzyanov S.S., Matigullin R.M., 2008; Hill A.G., 2008; Neto M. O., Neto E. C. Esteves E. et al., 2001;].

Sabe-se que a cicatrização do peritoneu se processa de forma diferente da da pele. A reepitelização da pele ocorre através da proliferação de células da periferia para o centro da ferida cutânea [Milyukov V.E., Sapin M.R., 2005; Chernov V.N., Khimichev V.G., 1998; Aritaş Y., Akcan A., Erdogan A.R. et al., 2009; Grafen F. C., Neuhaus V., Schöb O., Turina M., 2009; Kuckelman J.P., Kononchik J., Smith J., Kniery K.R., Kay J.T., Hoffer Z.S., Steele S.R., Sohn V., 2018;]. O mesotélio peritoneal regenera-se simultaneamente, independentemente do tamanho da lesão, a partir de ilhotas de células mesoteliais que proliferam em camadas de células.

As grandes feridas peritoneais recuperam (reepitelizam) quase tão rapidamente como as pequenas, em 5-6 dias, no caso do peritoneu parietal e visceral em 5-8 dias [Shinohara T., Kashiwagi H., Yanagisawa S., Yanaga K. A., 2008;]. Deve recordar-se que as aderências são uma manifestação de "sobreaquecimento interno", que desempenha um papel protetor: limitando as áreas de lesão e infeção na cavidade abdominal [Pashkov S.A., 2005; Poroysky S.V., Myakonky R.V., Zasypkina O.A., Dvoretskaya Y.A., 2008; Rozanov V.E., Snegur A.V., Slavinskaya O.M., 2005; Stupin V.A., Mudarisov R.R., 2007].

O principal local de formação de aderências é o revestimento superficial do peritoneu. A fragilidade da superfície peritoneal e a sua sensibilidade a danos, bem como a elevada taxa de remesotelização, são factores importantes na formação de aderências [Sufiyarov I.F., Matigulin R.M., 2007; Sufiyarov I.F., Khasanov A.G., 2006; Fomin N. H., 1981;]. A lesão ou inflamação do peritoneu desencadeia o sistema de coagulação no início da cicatrização pós-operatória do peritoneu, resultando na libertação de muitos mediadores químicos no local da lesão e numa cascata de determinados eventos. O papel principal nesta cascata é desempenhado pelos macrófagos, mesoteliócitos e fibrina [Fomin N. N., 1981; Shakhov A.V., 2009; Shchitinin V.E., Korovin S.A., 2000; Cartanese C., Lattarulo S., Barile G. et al., 2009; Gunabushanam G., Shankar S., Czerniach D. R.et al., 2009; Irkorucu O., Comert M., 2009;].

Antes da cirurgia, está presente na cavidade abdominal uma pequena quantidade de líquido que contém macrófagos e proteínas plasmáticas com uma elevada concentração de fibrinogénio. Após a cirurgia, o número e a função dos macrófagos aumentam. Estes macrófagos pós-operatórios, completamente diferentes dos macrófagos residentes, segregam uma variedade de substâncias, incluindo metabolitos da ciclo-oxigenase e da lipooxigenase, activadores do plasminogénio, inibidores do ativador do plasminogénio, colagenase, elastase, interleucinas (IL)-1 e -6, fator de necrose tumoral α (TNF-α), leucotrieno B4, prostaglandina E2, etc. [12, 124]. [12, 124]. As células estaminais primitivas da camada submesotelial, da corrente sanguínea abdominal ou dos macrófagos desdiferenciados migram para a superfície e diferenciam-se em células mesoteliais. Posteriormente, em resposta a citocinas e outros mediadores segregados pelos macrófagos, formam-se pequenas ilhas que se introduzem nas camadas de células mesoteliais da área lesada, resultando na remesotelização do peritoneu. O papel mais importante na formação de aderências é desempenhado pela organização da matriz de gel de fibrina. Esta matriz é formada em várias fases, começando com fibrinogénio e monómero de fibrina, passando para uma solução de polímero-fibrina e, finalmente, devido à lavagem dos tecidos durante a operação com soluções, tornando-se polímero de fibrina insolúvel. Este último produto interage com proteínas, incluindo a fibronecrotina, para formar uma matriz de gel de fibrina. Vários aminoácidos estão envolvidos nesta interação, que se torna a base de novas investigações científicas sobre a prevenção de aderências. A matriz de gel contém glóbulos brancos, glóbulos vermelhos, plaquetas, endotélio, mastócitos e detritos celulares. Duas superfícies peritoneais localizadas uma contra a outra e cobertas com matriz de gel de fibrina formam aderências não só imediatamente após a lesão cirúrgica, mas também durante os 3-5 dias seguintes [Vakkosov M.H., Iskhakov B.R., 2006; Grechkina I.A., Dvoretskaya Y.A., 2007; Dadaev Sh.A., Kim S.V., 2007; Dronov A.F., Holostova V.V., 2004; Iskhakov B.R., 2005; Kossovich M.A., Korshunov S.N., 2006; Kotlobovsky V.I., Dronov A.F., 2003; Eminov Vusal Letif Oglu., 2009;].

Sabe-se que a atividade fibrinolítica peritoneal desempenha um papel importante na fisiopatologia da formação de aderências [Dobrovolsky S. R., Uzakbaeva D. I., Abushaibeh L. G., Sadoviy P. G., 2005; Shonazarov I. Sh., 2006; Sai Prasad T. R., Chui C. H., Jacobsen A. S., 2006;]. O ativador do plasminogénio tecidular (tpa), presente nas células mesoteliais e nos macrófagos, representa uma importante defesa natural contra as aderências pós-operatórias. A enzima ativa plasmina, que é formada a partir de plasminogénio inativo do tipo uroquinase, decompõe a matriz de gel de fibrina em fragmentos de fibrina que não contribuem para as aderências [Aliev S.R., 2009; Shonazarov I.Sh., 2006;]. As adesões fibrinosas dissolvem-se se a fibrinólise local for suficiente, mas a sua inadequação pode levar à formação de tecido conjuntivo e ao desenvolvimento de adesões [Gobejishvili V.K., Lavreshin M.P., Gezgieva R.K., 2006; Demidov V.M., 2003;]. A inibição adicional da fibrinólise pode ocorrer devido à produção de inibidores específicos dos activadores do plasminogénio (AR 11 e AR12) que estimulam a isquémia, a infeção e os corpos estranhos. Nos locais de lesão cirúrgica ou inflamatória, os níveis elevados de AR 11 e AR 12 impedem que o ativador do plasminogénio uroquinase estimule a plasmina e remova a matriz de gel de fibrina. O fornecimento inadequado de sangue e a redução da oxigenação dos tecidos, frequentemente observados em lesões cirúrgicas, inibem a fibrinólise e reduzem a atividade fibrinolítica, permitindo que os elementos de proliferação do tecido conjuntivo actuem, levando ao desenvolvimento de aderências fibro-vasculares. Por fim, as aderências amadurecem em cordões fibrosos contendo colagénio e fibras elásticas, vasos sanguíneos e são frequentemente cobertas por células mesoteliais [Aliyev S.R., 2009; Dadaev S.A., Kim V.P., 2006; Karimov S.H., Miroshnichenko A.G., 2007; Pashkov S.A., 2005; Portenko Y.G., Rumyantsev G.N., Shmatov G.P., 2009; Petersen M., Köckerling F., Lippert H., Scheidbach H., 2009;].

Independentemente do papel das alterações bioquímicas na patogénese das aderências, muitos investigadores acreditam que em quase 94% dos casos as aderências se desenvolvem no contexto de intervenções cirúrgicas. Na sua opinião, uma das medidas preventivas da doença das aderências é uma técnica operatória parcimoniosa [Demidov V.M., 2003; Ivanov V.V., Chevzhik V.P., Arab E.A. et al., 2007; Kayumov T.Kh.Kayumov T.H., Baymakov S.R., 2000; Kremer P.B., Gushul A.V., Minaeva E.A., 2007; Sazhin A.V., Chadaev A.P., Fedorov N.V., 2005; Sokolnik S.A., 2003; Tomashev P.N., 2007; Namba A., Mano N., Hirose H., 2007;]. Outros autores sugerem que a formação de aderências pode ser causada por danos peritoneais e isquémia do peritoneu devido a danos nos vasos de alimentação; sutura grosseira do peritoneu, deixando materiais estranhos, permitindo a acumulação de sangue intraperitoneal. Naturalmente, durante as intervenções cirúrgicas, o peritoneu é sujeito a esmagamento, compressão, danos térmicos, eléctricos, laser, mecânicos e hipóxicos, o que leva à destruição da camada mesotelial superficial. A rutura do tecido conjuntivo subjacente e a perturbação da sua microcirculação provocam uma resposta inflamatória, a atividade fibrinolítica é suprimida, o que contribui para a formação de aderências [Kayumov T.H., Baymakov S.R., 2000; Kotlobovsky V.I., Dronov A.F., 2003; Milyukov V.E., Sapin M.R., 2005; Orzimatov S.K., 2005; Pashkov S.A., 2005; Popov A.A., Monannikova T.N., Shaginyan G.G. et al., 2005; Starokon P.M., Shashkina M.K., Stetsyuk O.A., 2008; Tomashev P.N., 2007].

Uma das principais causas das aderências é a acumulação de sangue na cavidade abdominal. No entanto, muitos autores avaliam de forma ambígua a importância da acumulação de sangue na formação de aderências [Kotlobovsky V.I., Dronov A.F., 2003; Krieger A.G., Andreytsev V.A., 2001; Lipatov V.A., Bachurina E.I., 2002; Podtyazhkina T.A., Volodin V.V., Krasnova N.V., 2007; Sazhin A.V., Chadaev A.P., Fedorov N.V., 2005; Sitnikov V.N., Turbin M.V., Bondarenko V.A., Naidenov V.N., 2005; Petersen M., Köckerling F., Lippert H., Scheidbach H., 2009;].

Surgiu alguma esperança na redução da formação de aderências após a introdução da cirurgia laparoscópica minimamente invasiva. [Fedorov V.A., Kubyshkin V.A., 2004; Shakhov A.V., 2009; Shchitinin V.E., Korovin S.A., 2000; Fu Y., Tsauo J., Sun Y., Wang Z., Kim K.Y., Lee S.H., Kim D.Y, Jing F., Lim D., Song H.Y., Hyun H., Choi E.Y., 2018;]. No entanto, a formação de aderências recorrentes também é possível durante a laparoscopia [Darmas B. /Uso de produtos de barreira na prevenção da formação de aderências após a cirurgia. //J. Wld Care., 2008; Duron J.J., du Montcel S.T., Berger A. et al., 2008; Essani R., Bergamaschi R., 2008;]. Os resultados de alguns estudos indicam que as aderências são menos comuns em locais afastados da área de operação [Sufiyarov I.F., Muhammadiev R.H., 2007; Saribeyoglu K., Pekmezci S., Korman U. et al., 2008;].

Muitos autores acreditam que a cirurgia laparoscópica é menos traumática em relação à serosa. No entanto, os instrumentos laparoscópicos podem causar pelo menos tanto trauma quanto os dedos do cirurgião durante a laparotomia [Ferrari G. C., Miranda A., Sansonna F. C., Miranda A., Sansonna F. et al., 2009; Gaertner W. B., Hagerman G. F., Felemovicius I. et al., 2008; Grant H. W., Parker M. C., Wilson M. S. et al., 2008;]. Além disso, a laparoscopia tem factores especiais de impacto negativo na cobertura peritoneal: secagem e arrefecimento por gás, bem como alongamento prolongado do peritoneu com inibição do fluxo sanguíneo capilar [Beburishvili A.G., Mikhin I.V., Vorobyev A.A., Kalmykova O.P., 2007; Beburishvili A.G., Mikhin I.V., Vorobyev A.A. et al., 2004; Dadaev Sh.A., Kim S.V., 2007; Erekeshov A.E., Olkhovik Y.M., Adilbaev B.K., 2007; Lysenkov S.P., Razumov S.A., Razumov A.A., 2007; Nissotakis C., Sakorafas G.H., Vugiouklakis D. et al., 2008;]. A formação de aderências após a laparoscopia operatória ocorre em 12% dos casos contra 50% após a laparotomia tradicional [Ivanov V.V., Chevzhik V.P., Arab E.A. et al., 2007; Karimov Sh.I., Asrorov A.A., Orzimatov S.K., 2004; Kremer P.B., Gushul A.V., Minaeva E.A., 2007].

Foi demonstrado em vários estudos em animais e observações clínicas que a cirurgia reprodutiva pélvica laparoscópica tem menos probabilidades de resultar em novas e recorrentes aderências. As novas aderências ocorrem presentes durante a primeira intervenção [Verkhuletsky I.E., Verkhuletsky E.I., 2009; Glushenko I.A., Lipatov V.A., 2004; Krieger A.G., Andreytsev I.L., Makarova E.E., 2000; Minaev S.V., Obozin V.S., Pustoshkin L.T. et al., 2009; Portenko Y.G., Rumyantsev G.N., Shmatov G.P., 2009; Alpay Z., Saed G.M., Diamond M.P., 2008;].

De acordo com as estatísticas, o fator etiológico mais frequente no desenvolvimento da obstrução intestinal aguda são as aderências na cavidade abdominal, cuja frequência atinge os 60% [49, 101]. No entanto, o processo adesivo na própria cavidade abdominal é frequentemente um sério obstáculo à realização de intervenções laparoscópicas, tanto no acesso cirúrgico como durante a fase principal do tratamento cirúrgico. A este respeito, muitos investigadores procuram uma abordagem individual para a seleção de doentes para o tratamento da obstrução pelo método endovideocirúrgico [Krutova V.A., Makarenko L.V., Avagimova O.V., Kravtsov I.I., Kravtsova N.A., Melkonyants T.G., Titova A.N., Tyutyunnikova N.S., Storozhuk A.P., 2012; Baranov G.A., Karbovsky M.Y., 2006; Gamzaev S.M., 2007; Meissner K., Szécsi T., Jirikowski B., 1994;].

De acordo com G.V. Khodov (2006), o método endocirúrgico pode ser aplicado com sucesso no tratamento de um grupo bastante grande de doentes com obstrução intestinal aguda de génese adesiva. Neste caso, é necessário definir claramente as indicações para a cirurgia através de uma avaliação exaustiva das informações obtidas durante o exame físico do doente, tendo em conta a fase clínica da doença, os resultados de métodos adicionais de investigação, bem como a imagem laparoscópica endovideoscópica.

Na OSCN, a intervenção videolaparoscópica pode eliminar estrangulamentos claramente diferenciados de qualquer localização, fusão do intestino com cicatriz pós-operatória, ou peritoneu parietal numa área limitada, fusões simples do intestino do tipo "duplo barril" [Ferrari G. C, Miranda A, Sansonna F. C., Miranda A., Sansonna F. et al., 2009; Fujii S., Shimada H., Ike H. et al., 2009; Groschwitz K. R., Hogan S. P., 2009;].

Consideram-se contra-indicações para a continuação da operação por via laparoscópica os conglomerados de alças intestinais fundidas envolvidas em aderências do peritoneu, a parede posterior do abdómen, a formação de múltiplos "bicúspides", os sinais de inviabilidade do intestino, a necessidade de entubação nasointestinal, a falta de peristaltismo intestinal, inclusive após teste de novocaína [Neto M. O., Neto E. O., Neto E. C. Esteves E. et al., 2001; Cassidy M.R., Sherburne A.C., Sheldon H.K., Gainsbury M.L., Heydrick S., Stucchi A.F., 2013].

A.G. Beburishvili (2006) considera que, para reduzir a segurança da adesiólise laparoscópica, é necessário abandonar a utilização de eletrocoagulação e criar antitracção ao dissecar aderências planas densas de órgãos ocos. As aderências intestinais visceroparietais densas e íntimas devem ser cortadas juntamente com uma secção do peritoneu adjacente, incluindo a utilização de dissecção hidráulica de tecidos cicatriciais. A.K Konovalov (2006), antes da adesiólise laparoscópica, efectuou um tratamento preventivo com penicilamina "acetilador rápido" na dosagem etária, em média durante 10 dias, e ionoforese com iruxol. Posteriormente, observou uma redução do carácter traumático da adesiólise, mesmo no caso de aderências graves e disseminadas.

Muitos investigadores prestam atenção à profilaxia medicamentosa das adesões [Garelik P.V., Makshanov I.Y., 2000; Dobrovolsky S.R., Uzakbaeva D.I., Abushaibeh L.G., Sadovy P.G., 2005]. A farmacoterapia pode ser dirigida contra várias causas e componentes do processo inflamatório (por exemplo, infeção, endotoxina, exsudação) e da formação de aderências (por exemplo, hemocoagulação, deposição de fibrina, atividade e proliferação de fibroblastos). Ao prescrever medicamentos para a prevenção de aderências, deve ter-se em conta que:

- As zonas isquémicas são propensas a aderências, mas estão cortadas do fluxo sanguíneo e, por conseguinte, da exposição a agentes administrados por via parentérica;

- A membrana peritoneal caracteriza-se por um mecanismo de absorção extremamente rápido, o que limita a semi-vida e a eficácia de muitos agentes administrados por via intraperitoneal;

- Qualquer medicamento anti-adesão deve atuar especificamente contra o processo de formação de adesões, mas não contra a cicatrização normal da ferida.

Os processos de formação de aderências e de remesotelização utilizam a mesma cascata: exsudação, coagulação e deposição de fibrina, atividade e proliferação de fibroblastos) [Dobrovolsky S. R., Uzakbaeva D. I., Abushaibeh L. G., Sadovy P. G., 2008; Baymakov S. R., 2001; Dronov A. F., Kotlobovsky V. I., Smirnov A. N. et al., 2008; Kossovich M. A., Slesarenko S. S., Korshunov S. N., 2005; Gaertner W. B., Hagerman G. F., Felemovicius I. et al., 2008;].

Os dados de observações clínicas e estudos em animais mostram que todas as abordagens mencionadas não são suficientemente eficazes e não eliminam o problema da formação de aderências pós-operatórias. [Vlasov P., 2005; Zolotokrylina E.S., Moroz V.V., Gridchik I.E., 2001].

Um papel importante na prevenção de aderências também desempenha a terapia de barreira adjuvante [Beburishvili A.G., Mikhin I.V., Vorobyev A.A. et al., 2004; Pashkov S.A., 2005; Neto M. O., Neto E. C. Esteves E. et al., 2001;]. Mas a barreira ideal não deve causar inflamação, uma resposta imunitária que deve persistir durante toda a fase crítica de remesotelização, ser mantida no lugar sem suturas ou agrafos, permanecer ativa na presença de sangue e ser completamente reabsorvível. Além disso, não deve perturbar a cicatrização, provocar infecções, processos oncológicos e causar aderências [Baymakov S. R., 2001; Dronov A.F., Kotlobovsky V.I., Smirnov A.N. et al.,2008; Kossovich M.A., Slesarenko S.S., Korshunov S.N.,2005; Gaertner W. B., Hagerman G. F., Felemovicius I. et al.,2008;].

As barreiras anti-específicas dividem-se em duas categorias principais: soluções macromoleculares e barreiras mecânicas. As soluções incluem cristalóides, polímeros de glucose, ácido hialurónico e suas preparações, carboximetilcelulose [Verkhuletsky I.E., Verkhuletsky E.I., 2009; Vorobyev A.A., Lyutaya E.D., Poroysky S.V. et al, Garelik P.V., Makshanov I.Ya., 2000; Derzhavin V.M., Belyaeva O.A., Rozinov V.M., 1992].

Além disso, existem substâncias para aplicação local: enxertos peritoneais autógenos, politetrafluoroetileno poroso, derivados de celulose, derivados de ácido hialurónico, hidrogéis. As soluções de barreira que separam fisicamente as superfícies peritoneais traumatizadas criam o efeito de hidroflotação, ou seja, a flutuação das vísceras no fluido.

Sabe-se que são necessários 5-8 dias para remesotelizar o peritoneu superficial, a solução cristaloide é absorvida muito antes de o processo de deposição de fibrina e formação de aderências estar concluído [Dadaev S.A., Kim V.P., 2006; Sai Prasad T. R., Chui C. H., Jacobsen A. S., 2006;].

De acordo com V.A. Lipatov (2004), a frequência de aderências recorrentes em doentes que foram infundidos com soluções cristalóides é de 80%, o que nos leva a abandoná-las.

Na cirurgia laparoscópica ou aberta, deixar grandes volumes de fluido na cavidade abdominal pode reduzir significativamente a capacidade do corpo para remover a infeção [Lipatov V.A., 2002; Stupin V.A., Mikhailusov S.V., Mudarisov R.R. et al., 2009; Stupin V.A., Mudarisov R.R., Habish V.A., Aliev S.R., 2005; Sufiyarov I.F. 2007; Sufiyarov I.F., Matigulin R.M., 2007; Gaertner W.B., Hagerman G.F., Felemovicius I. et al., 2008;]. O aumento do volume de fluido intra-abdominal facilita a acumulação de Escherica coli, retardando a sua eliminação da cavidade abdominal. Estudos em animais demonstraram que o aumento do volume de fluido na cavidade abdominal de ratos, contaminados com bactérias, de (10.000 para 100.000 CFU), aumenta a letalidade para 20-60% [Fedorov K.K., Prokozhenko Y.D., Belyaev M.K., 2007;]. Teoricamente, este facto encontra uma explicação na diluição das proteínas opsonizantes e no aumento da área de superfície em que os fagócitos podem capturar e absorver bactérias não opsonizadas, bem como na diminuição do rácio do número de fagócitos devido a um aumento do número de bactérias [Demidov V.M., 2003; Chernov V.N., Khimichev V.G., 1998;]. A redução do rácio entre o número de fagócitos e de bactérias ou a diluição da fonte de opsoninas deprime a fagocitose. Deixar grandes volumes de cristalóides na cavidade abdominal após a cirurgia pode afetar negativamente o período pós-operatório [Kossovich M.A., Slesarenko S.S., Korshunov S.N., 2005; Shaidulin S.V., Dimitrev Y.V., 2002;]. Entre as soluções, o Ringer lactato é seguro - barato, amplamente disponível, tem uma melhor capacidade tampão do que a habitual solução isotónica de cloreto de sódio. A infusão intra-abdominal de solução de Ringer-lactato em animais reduz a formação de aderências [Shaidulin S.V., Dimitrev Y.V., 2002;]. O mecanismo de ação não é claro, tendo em conta a natureza de curto prazo da hidroflotação. Talvez o Ringer-Lactato elimine o exsudado de fibrina recentemente formado, que pode servir de matriz para a atividade dos fibroblastos e a formação de colagénio. Esta fibrina inicial, se não for removida por fibrinólise ou absorção, cria uma resposta inflamatória, ativa a proliferação de fibroblastos e a formação de aderências. A eficácia do Ringer-lactato em situações clínicas não foi comprovada [Shamsiev A.M., Kobilov E.E., 2005;].

A Icodextrina é utilizada nos Estados Unidos a partir de polímeros de glucose. P. Van.dentol [2007] estudou o desenvolvimento de aderências pós-operatórias em ratos com um modelo reproduzível de trauma peritoneal. No período pós-operatório, os ratos foram injectados com uma solução de icodextrina a 7,5%. O tratamento com icodextrina resultou numa redução significativa de 51% na formação de aderências pós-operatórias. Foi criado um registo multicêntrico ARIRL (Adept Registry for Clinical Evaluation) para recolher experiência clínica na utilização de solução de icodextrina a 4% em operações cirúrgicas de rotina, tendo-se concluído que a solução de icodextrina a 4% pode ser utilizada numa vasta gama de operações cirúrgicas. Atualmente, a solução de icodextrina a 4% é praticamente a única solução de barreira para a prevenção de aderências [Pashkov S.A., 2005;].

Alguns autores consideram que a melhor barreira para prevenir as aderências consiste em cobrir o peritoneu parietal danificado com um auto-enxerto peritoneal. Os agentes anti-aderentes de origem sintética incluem a celulose reduzida oxidada (CRO), o único adjuvante aprovado para a prevenção de aderências pós-operatórias [Egamov Y.S., 2001;]. A OVC reduz a formação de aderências em comparação com as que ocorrem após uma cirurgia cuidadosa e cuidadosamente efectuada. A COV reduz tanto a área da superfície danificada como a incidência de aderências, com uma vantagem de até 20%. Quando aplicado no peritoneu danificado, transforma-se num gel em 8 horas. O OVC pode ser facilmente aplicado durante a laparoscopia, repete os contornos do órgão e não necessita de sutura [Milyukov V.E., Sapin M.R., 2005; Sufiyarov I.F., 2007;]. Mesmo uma pequena hemorragia durante a aplicação do COV leva à formação de manchas de sangue e à deformação do material. Sabe-se que os fibroblastos crescem ao longo da fusão do sangue coagulado com subsequente deposição de colagénio com proliferação vascular [Khodov G.V., Larin S.V. 2006;]. Isto significa que a presença de sangue na cavidade abdominal elimina qualquer efeito positivo da COV.

Para além do OVC, existe outra preparação na literatura - GC-CMC (seprafilm) - um material não tóxico, não imunogénico e biocompatível que reduz eficazmente a incidência e prevalência de aderências pós-operatórias graves [Hodov G.V., Larin S.V. 2006;]. Transforma-se num gel hidrofílico cerca de 24 horas após a aplicação, proporcionando um revestimento protetor em torno do tecido lesionado durante até 1 semana, o que coincide com o tempo de remodelação.

Ao utilizar GC-CMC, a frequência de formação de aderências pós-operatórias foi 50% inferior à da mini-incisão e 40% inferior à da intervenção por laparotomia [Milyukov V.E., Sapin M.R., 2005; Moiseenko A.I., 2007; Shamsiev A.M., Kobilov E.E., 2005].

O hidrogel SprayCel, autorizado para utilização em clínica, foi desenvolvido nos EUA no final de 2001. Consiste em duas soluções aquosas de polietilenoglicol sintético - uma incolor e a outra colorida com azul de metileno para facilitar a visualização do local de aplicação. Quando pulverizadas simultaneamente, as duas soluções interagem entre si para formar uma forma de película de hidrogel que cria uma barreira mecânica. Esta barreira permanece no local até 7 dias e depois é reabsorvida e excretada pelos rins. Foi demonstrado que o SprayCel reduz de forma fiável a incidência, a gravidade e a prevalência de aderências pós-operatórias, conforme determinado por laparoscopia repetida. No entanto, o medicamento é difícil de administrar e dispendioso. Uma preparação semelhante para o joelho, Prevadh KLF (França), consiste numa película bilateral (atelocolagénio tipo 1 + polietilenoglicol + glicerina) e num adesivo de dois componentes em 2 seringas (maltodextrina oxidada + tampão fosfato), bem como numa emulsão de gel Prevadh KMO (atelocolagénio tipo 1 + maltodextrina oxidada). A película é reabsorvida em 14 dias, sendo substituída por mesotélio. Os primeiros dados indicam a sua eficácia, mas as preparações são dispendiosas e requerem a utilização de técnicas especiais, nomeadamente o aquecimento num dispositivo especial [Milyukov V.E., Sapin M.R., 2005; Moiseenko A.I., 2007; Shaidulin S.V., Dimitrev Y.V., 2002].

De acordo com S.V. Minaeva (2006), as abordagens existentes para a prevenção e o tratamento de doentes com aderências ainda não produzem os resultados desejados. A recorrência da doença é a principal razão que obriga a procurar novas formas de resolver este problema. Atualmente, os mecanismos de ação das citocinas - mediadores da inflamação, que medeiam a interação das células imunitárias e desempenham um papel integral na regulação da inflamação - são amplamente estudados em todo o mundo. [Milyukov V.E., Sapin M.R., 2005; Moiseenko A.I., 2007; Peters A. A., Van den Tillaart S. A., 2007;]

S.V. Minaeva (2006), ao estudar o mecanismo de formação de aderências, chegou à conclusão de que a utilização de terapia poliezimática levou a uma diminuição da duração do período pós-operatório, da intensidade da inflamação e das aderências em doentes com patologia cirúrgica aguda na cavidade abdominal [Poroysky S.V., Vorobyev A.A., Lyutaya E.D., Podgainov V.S., 2008; Sufiyarov I.F., 2007].

Na literatura existem dados sobre a prevenção do mecanismo patogénico das aderências através da introdução na cavidade abdominal de vários fármacos, por exemplo, gel anti-aderente Lintex-Mesogel, D-penicilamina, kuprenil, asperase, desoxirribonuclease, contractubex, várias enzimas de fibrinolisina, etc. É indicado que, ao utilizar estes medicamentos, as aderências se desenvolvem com menos frequência [Bogdanovich A.V., Shilenok V.N., Kirpichenok L.N., 2007; Vorobyev A.A., Lyutaya E.D., Poroysky S.V. et al., 2007; Saribeyoglu K., Pekmezci S., Korman U. et al., 2008; Shinohara T., Kashiwagi H., Yanagisawa S., Yanaga K. A., 2008;].

Alguns autores utilizaram estes medicamentos nos dias seguintes à cirurgia, outros nos 8-10 dias após a cirurgia [Milyukov V.E., 2002; Moiseenko A.I., 2007; Funygin M.S., 2008;]. Depois de analisarmos os dados da literatura, tentámos encontrar uma resposta para a pergunta: como é que o processo de adesão da cavidade abdominal começa durante a intervenção cirúrgica? Porque é que em 10 minutos o fibrinogénio se transforma em fibrina, que envolve a parede intestinal traumatizada, e este processo continua durante a intervenção cirúrgica. Devido ao aumento da concentração de fibrinogénio no elo primário das aderências, a fibrina é gradualmente convertida em colagénio no espaço de 12-24 horas [Dadaev Sh.A., Kim V.P., 2006;]. As plaquetas depositam-se nos colagénios e na fibrina e aderem. Nas 24 horas após a cirurgia, o colagénio transforma-se gradualmente em tecido conjuntivo e, no prazo de 8 a 10 dias, formam-se aderências entre o intestino e o peritoneu [Dadaev Sh.A., Kim V.P., 2006;]. A terapia anti-aderente é prescrita após a alta do doente, quando as aderências na cavidade abdominal já se formaram.

Sabe-se que o processo de adesão em cada indivíduo é formado de forma diferente [Dubrovina S.O., 2015; Prutovy N.N., Arkhipov S.A., 2002;]. Isto está associado à atividade fibrinolítica do sangue [Dadaev Sh.A., Kim V.P., 2006; Portenko Y.G., Rumyantsev G.N., Shmatov G.P., 2009;]. Na ausência de tendência para o processo de adesão da cavidade abdominal, é possível obter um efeito da terapia anti-adesão. Se o doente tiver uma tendência acentuada para aderências e a atividade fibrinolítica do sangue estiver fortemente reduzida, a terapia anti-aderente é, em regra, ineficaz. Por isso, coloca-se a questão de saber se é impossível prevenir as aderências na cavidade abdominal desde o início da intervenção cirúrgica. Para este efeito, é provavelmente necessário, em primeiro lugar, impedir a transição do fibrinogénio para a fibrina, da fibrina para o colagénio e do colagénio para o tecido conjuntivo. Para resolver este problema, tivemos de estudar a concentração de fibrinogénio e a atividade fibrinolítica do sangue durante e após a operação. Foi necessário avaliar a atividade de agregação-adesão das plaquetas, que aumenta durante as intervenções cirúrgicas [Dadaev Sh. A., Kim V. P., 2006; Portenko Y. G., Rumyantsev G. N., Shmatov G. P., 2009; Popov A. A., Monannikova T. N., Shaginyan G. G. et al., 2005; Minaev S. V., Obozin V. S., Barnash G. M., Obedin A. N., 2009;]. Estes dados permitirão escolher um esquema de correção da atividade de fibrinólise e normalizar a atividade funcional das plaquetas, reduzindo a sua libertação na corrente sanguínea pela antitrombina, fator III.

As seguintes alterações da hemostase são observadas durante as intervenções cirúrgicas:

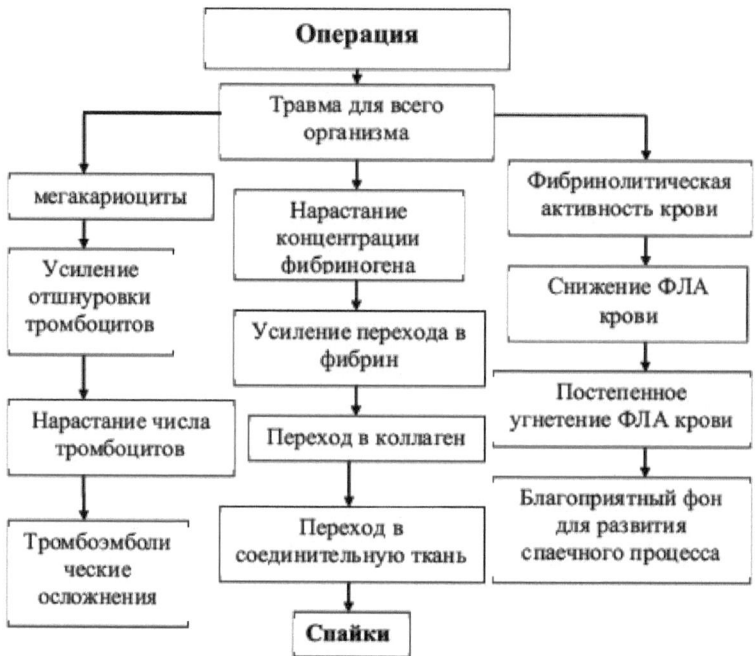

Figura 1.1. Mecanismo de formação de aderências.

No centro da cadeia patogénica das aderências da cavidade abdominal está a inibição da atividade da fibrinólise [Dadaev S.A., Kim V.P., 2006; Sai Prasad T. R., Chui C. H., Jacobsen A. S., 2006;]. R., Chui C. H., Jacobsen A. S., 2006;]. Em doentes propensos a aderências, a atividade fibrinolítica do sangue é drasticamente reduzida, e esta redução proporciona um contexto para a formação de fibrina→ em colagénio→ e em tecido conjuntivo. Se a transição do fibrinogénio para a fibrina for impedida, um dos elos da cadeia patogénica será interrompido. Impedir a transição da fibrina para o colagénio conduzirá à rutura da segunda cadeia patogénica, e do colagénio para o tecido conjuntivo - na terceira cadeia patogénica de aderências da cavidade abdominal [Kolesnikov E.G., 2009; Rudin E.P., Andreev V.G., Karnaushenko P.V., 2003;].

Sabe-se que as intervenções laparoscópicas são menos traumáticas [Ivanov V.V., Chevzhik V.P., Arab E.A. et al., 2007; Kremer P.B., Gushul A.V., Minaeva E.A., 2007; Slesarenko S.S., Kossovich M.A., 2007; Fu Y., Tsauo J., Sun Y., Wang Z., Kim K.Y., Lee S.H., Kim D.Y, Jing F., Lim D., Song H.Y., Hyun H., Choi E.Y., 2018;]. Se em SB e OSCN, ao realizar a adesiólise, para reduzir o "trauma" através da intervenção laparoscópica e injetar na cavidade abdominal mistura fibrinolítica (FLS), que interrompe todos os elos da cadeia patogenética da formação de aderências, para criar um fundo antibacteriano, anti-inflamatório na cavidade abdominal, é possível fornecer prevenção de aderências no pós-operatório precoce. Para o efeito, decidimos estudar a génese da formação de aderências desde o início da intervenção cirúrgica e no pós-operatório mais próximo. Paralelamente, decidimos efetuar uma terapia patogenética destinada a interromper todos os elos da cadeia patogenética das aderências na cavidade abdominal em crianças.

Assim, a análise da literatura disponível indica que muitos aspectos da patogénese das aderências permanecem mal compreendidos, e a prevenção e tratamento das aderências continua a ser um problema urgente da cirurgia pediátrica e geral como um todo.

Capítulo 2
CARACTERIZAÇÃO DAS OBSERVAÇÕES CLÍNICAS E MÉTODOS DE INVESTIGAÇÃO

2.1. Características gerais dos doentes

Nesta monografia, foram estudadas as observações clínicas de 233 crianças com idades compreendidas entre os 6 meses e os 17 anos, diagnosticadas com OSKN e que foram hospitalizadas em (RNPCM e ECDV) entre 1996 e 2020; os rapazes eram 133 (57%) e as raparigas 100 (43%) (Tabela 2.1).

Tabela 2.1.

Distribuição por idade e sexo dos doentes com TCTH

Paulo	0-3	4-7	7-12	12-17	Total	%
Rapazes	7	19	49	58	133	57%
Raparigas	4	10	37	49	100	43%
Total	11	29	86	107	233	100%

Nota: Ao distribuir os doentes por idade, seguimos a classificação de A.V. Mazurin (1985)

Como se pode ver na tabela, as OSCN são menos comuns em crianças com menos de 3 anos de idade, 82,8% dos casos (193 crianças) tinham mais de 7 anos de idade, entre os quais os rapazes eram ligeiramente mais numerosos do que as raparigas - 133 (57%), raparigas - 100 (43%), respetivamente.

A história revelou que todas estas crianças tinham sido previamente operadas a várias doenças cirúrgicas agudas da cavidade abdominal; apendicite destrutiva aguda (76,3%), peritonite apendicular (11,4%), úlcera duodenal perfurada (4,9%), traumatismo de órgãos ocos e parenquimatosos da cavidade abdominal (7,4%) (Tabela 2.2.).

Tabela 2.2.
Doentes do grupo de controlo e do grupo principal operados por obstrução intestinal aguda adesiva no período de 1996-2005 e 2006-2020. (abs, %)

Diagnóstico pós-operatório	Número de pacientes		Tratamento conservador		Operacional cura		Adesiolise laparoscópica	
Aguda destrutiva apendicite	93	76,3%	61	65,5%	32	34,4%	89	80,1%
Peritonite apendicular	14	11,4%	2	14,2%	12	85,7%	15	13,6%
Laparotomia para úlcera duodenal perfurada	6	4,9%	3	50,0%	3	50,0%	3	2,7%
Laparotomia após traumatismo abdominal	9	7,4%	7	77,7%	2	22,2%	2	1,8%
Uma hérnia inguinal comprimida (hernioplastia)							2	1,8%
Total	122	100%	73	59,8%	49	40,2%	111	100%

Do total de doentes diagnosticados com OSCN (233), 122 crianças (52,3%) foram internadas na RNPCM&EHDV entre 1996 e 2020, constituindo o primeiro grupo da análise retrospetiva - o grupo de controlo, estes doentes foram divididos em dois grupos de doentes tratados conservadoramente e operativamente, dependendo do resultado do tratamento.

Tabela 2.3.

Distribuição dos doentes em função da intervenção cirúrgica e
conservadora efectuada
1996-2020 (abs, %)

Análises retrospectivas de pacientes	Conservador	Tradicional Laparotomia-hesiólise.		Laparoscópica adesiólise	Total
	73 (59,8%)	Sem FLS	COM OS FLS.	COM OS FLS.	73 (59,8%)
		n-20	n-29	n-111	
Pacientes operados tradicionalmente	-	20(40,8%)	29(59,2%)		49 (40,2%)
Pacientes operados por laparoscopia	-	-	-	89(80,1%)	89(80,1%)
					+22 (7,3%)
Com HSCT recidivante	11 (15,0%)	7 (35%)	4 (13,8%)	22 (7,3%)	233(100%)

O primeiro subgrupo era constituído por 73 (59,8%) doentes nos quais os sintomas do CCEO foram controlados por terapêutica conservadora. O segundo subgrupo de controlo, constituído por 49 (40,2%) doentes, nos quais a terapêutica conservadora foi ineficaz, foi submetido a laparotomia (método aberto), adesiólise, saneamento e drenagem da cavidade abdominal. Em 29 (59,2%) dos 49 doentes, a operação foi efectuada com a utilização de mistura fibrinolítica (FLS).

O FLS é composto pelos seguintes componentes: fibrinolisina 20.000 unidades, heparina 10.000 unidades, hidrocortisona 125mg, gentamicina 80mg e novocaína 0,25% - 200ml.

No intra-operatório, o FLS foi administrado a crianças até aos 3 anos de idade num volume de 65-70 ml, 3-7 anos de idade 100ml, 7-15 anos de idade 200ml. A frequência da administração de FLS foi monitorizada de forma dinâmica, dependendo das alterações coagulológicas no sangue.

O grupo de observações próprias - "principal" - consistiu em 111 (47,6%) pacientes submetidos a adesiólise laparoscópica com o uso de FLS (2006-2020).), (entre os quais 111 eram crianças inicialmente admitidas e 22 doentes readmitidos, do grupo de controlo - devido a recorrência de OSCN; 13 deles tiveram alta previamente após tratamento conservador dos sintomas de OSCN e 5 foram operados por laparotomia tradicional (2 doentes foram operados com FLS, 3 sem FLS).

Dependendo do momento da operação, os doentes foram distribuídos de acordo com a classificação de SB Bairov G.A. (1994); obstrução intestinal adesiva precoce, formas precoces e tardias retardadas, que se reflectem na Fig. 2.1.

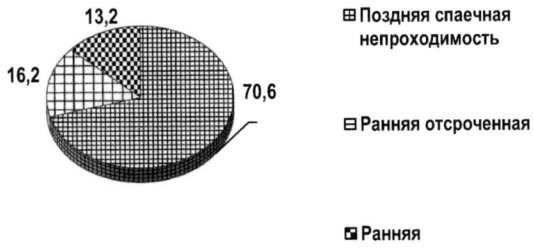

Fig. 2.1. Distribuição dos doentes (n-233) em função do momento da operação (em %).

Como se pode ver no gráfico, encontrámos obstrução intestinal adesiva tardia na maioria dos casos (70,6%), sendo a causa mais provável as aderências múltiplas ou simples em forma de cordão denso.

Em ambos os grupos, até 50% dos casos foram admitidos entre 1 e 72 horas após o início da doença. Cerca de 30% dos doentes apresentaram-se nas primeiras 12 horas após o início da doença.

O estado geral dos doentes à entrada na clínica foi avaliado como relativamente satisfatório em 20,4%, moderado em 38,6% e grave em 41,0% (Fig. 2.2).

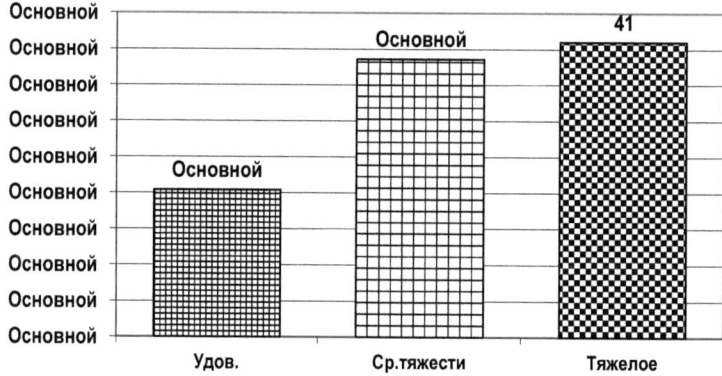

Fig. 2.2. Avaliação do estado geral dos doentes (n-233) à entrada na clínica (em %)

O quadro clínico da NCSO caracterizou-se mais frequentemente por dores abdominais agudas, difusas e semelhantes a ataques, vómitos, tensão dos músculos da parede abdominal anterior, ausência de fezes e de descarga de gases, bem como pela presença de sintomas específicos da doença (quadro 2.4.).

A tabela mostra que a frequência dos sintomas clínicos individuais nas formas aguda e subaguda de ASCI era diferente. Na forma aguda, que na maioria das nossas observações foi observada em crianças com obstrução por estrangulamento, a dor abdominal ocorreu subitamente, teve um carácter de contração e não desapareceu após o ataque seguinte. No momento do ataque de dor, a criança ficava inquieta, tomando frequentemente uma posição forçada. Ocorriam vómitos, primeiro de alimentos e depois de bílis. O abdómen era frequentemente assimétrico ao exame e, no momento do ataque de dor, o peristaltismo intestinal era visível à vista.

Tabela 2.4.
Frequência dos sintomas clínicos nos doentes com OSCN (n=233)

Sintomas da doença	abs	%
Dor abdominal com contracções.	112	81,8
permanente	25	18,2
Náuseas	82	59,9
Vómito único	74	54,0
múltiplo	53	38,7
Inchaço abdominal	59	43,1
Retenção de fezes e gases	78	56,9
A língua está seca, coberta de placa bacteriana	112	81,8
Assimetria abdominal	35	25,5
Dor localizada à palpação	52	38,0
derramado	85	62,0
Tensão nos músculos abdominais	24	17,5
Aumento do peristaltismo	14	10,2
Sintoma de Schetkin-Blumberg	16	11,7
Ruído de salpicos (sintoma de Sklyarov)	8	5,8
Sintoma de Val	17	12,4

A auscultação revelou um peristaltismo alto e aumentado. A percussão sobre as áreas de alças intestinais inchadas revelou timpanite. Registou-se retenção de fezes e gases.

Algumas horas após o início dos ataques dolorosos, o estado geral das crianças deteriorou-se acentuadamente, os vómitos tornaram-se frequentes, com conteúdo estagnado. Os sinais de desidratação eram pronunciados: a língua estava seca, coberta de placas; o pulso era frequente, fracamente cheio; a diurese estava diminuída.

Como se pode ver na tabela (2.4), os sintomas mais comuns de OSCN foram a dor abdominal, as náuseas, os vómitos e o inchaço abdominal.

De acordo com a prevalência, ou seja, o grau de envolvimento de várias partes da cavidade abdominal no processo de adesão, seguimos a classificação de Blinnikov O.I. (1993);

1 - Grau de prevalência - aderências locais limitadas à zona da cicatriz pós-operatória ou a outra parte da cavidade abdominal que não ocupe mais de 1/3 do pavimento, na ausência de aderências noutras zonas;

2 - aderências locais em combinação com aderências separadas noutras áreas;

3 - aderências que ocupam 1/3 do peritoneu, todo o seu pavimento;

4 - aderências difusas que ocupam 2/3 da cavidade abdominal ou mais.

No processo de estudo deste problema, aplicámos os seguintes métodos de investigação.

Os métodos de exame clínico incluíram métodos *de* rotina *de* recolha de queixas, anamnese, auscultação, palpação, exame rectal palpebral. Se necessário, recorreu-se à observação dinâmica, ao exame durante o sono natural e medicado.

Métodos laboratoriais de investigação geral: análises de sangue, urina, bioquímica, estudo coagulológico do sangue, radiologia, ultra-sons em dinâmica e laparoscopia de diagnóstico.

2.2.1 Os métodos radiológicos de exame da cavidade abdominal

foram efectuados numa máquina de raios X digital TOSHIBA-ZC25SY-2 (fabricada no Japão).

Em caso de suspeita de CEC, a radiografia e/ou fluoroscopia urgente da cavidade abdominal em duas projecções (direta e lateral) foi o primeiro procedimento de diagnóstico. Os sinais característicos do CCEO eram (bacias de Cloiber, pneumatose intestinal, "arcos", espessamento das pregas de kerking, etc.), que são normalmente detectados em poucas horas após o início da doença.

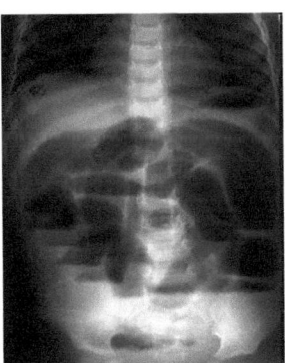 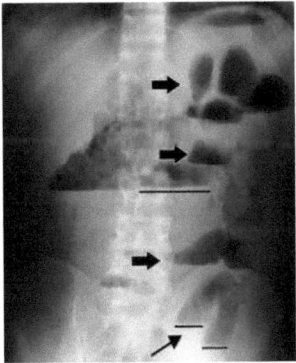

Fig.2.3 **Radiografia** geral Fig.2.4 **Radiografia** do "arco" no abdómen da "bacia de Cloyber". metade esquerda do abdómen.

Quando a radiografia de revisão não esclareceu o diagnóstico, foi utilizado o exame de raio-X do trato gastrointestinal com sulfato de bário para o diagnóstico diferencial de rutura completa ou parcial da permeabilidade intestinal, bem como de obstrução funcional do intestino delgado. A permeabilidade do intestino delgado foi avaliada pelo tempo de fluxo do agente de contraste para o cólon. As radiografias de controlo foram realizadas em 3, 6, 9 e, quando indicado, especialmente na forma subaguda de CCEO, em 12, 18, horas e, em alguns casos, mais tarde. Outra indicação para o estudo de contraste por raios X é a necessidade de uma avaliação objetiva da eficácia da nossa terapêutica conservadora.

O tratamento foi considerado eficaz quando os sintomas de TOC foram resolvidos e confirmados por exame de contraste de raios X. A persistência de sinais radiológicos ou clínicos de TOC durante 2-4 horas após o tratamento conservador constituiu uma indicação para uma intervenção cirúrgica de emergência.

2.2.2 Os ultra-sons foram realizados com um aparelho de ultra-sons **PHILIPS Clear Vue-350 USA**, utilizando transdutores convexos (CS-2 MHz; para um estudo geral) e lineares (L 12-4 MHz; para imagens detalhadas das estruturas ilíacas direitas).

A ecografia sugere a presença de obstrução intestinal com base nos seguintes sinais: presença de alças intestinais dilatadas, movimentos peristálticos característicos e líquido livre na cavidade abdominal (Figuras 2.5, 2.6).

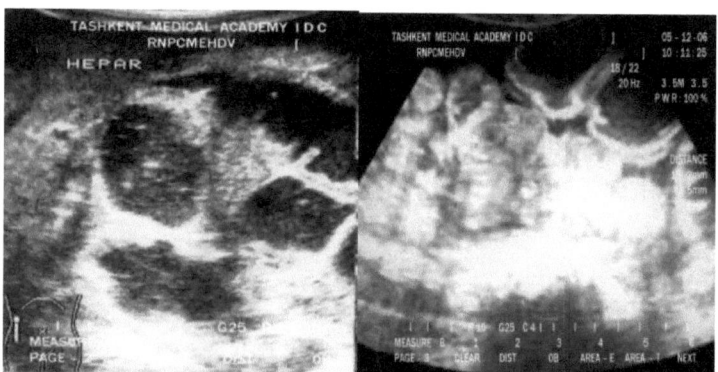

Fig. 2.5 Intestino adesivo precoce Fig. 2.6. Intestino delgado mecânico obstrução. Obstrução.

Ao comparar os resultados obtidos das análises coagulológicas do sangue, aderimos aos valores normais, que são substanciados no trabalho do Professor Z.S. Bargakan (2001). Para esclarecer o efeito da cirurgia e da subsequente administração intraperitoneal de FLS na coagulabilidade do sangue, estudámos os principais índices do coagulograma: a contagem de plaquetas em esfregaços de sangue foi realizada de acordo com o método unificado de Fonio. O princípio do método baseia-se na contagem do número de plaquetas em esfregaços de sangue corados por 1000 eritrócitos, com cálculo por 1 µl (ou 1 litro) de sangue, com base no conteúdo do número de eritrócitos neste volume, tempo de coagulação do sangue segundo Fonio e Lee-White, tempo de recalcificação do plasma segundo Bertertof e Rock, tolerância do plasma à heparina segundo Sigg. O índice de protrombina por Quick, a quantidade de fibrina e fibrinogénio por Rutberg, a atividade fibrinolítica do sangue, o tempo de lise do coágulo de euglobulina (método unificado) foram realizados de acordo com o método de Kowalski, Kopeck e Niverovskii. Os mesmos parâmetros foram estudados de forma dinâmica - antes da operação, 5-6 horas após o seu término e a administração de medicamentos, um dia depois, no 4º-5º dia e após 7 dias. Os valores normais dos índices coagulológicos foram retirados da literatura e os índices hemostáticos (Tabelas 3.2., 4.1) são os índices médios dos doentes estudados.

Exploração laparoscópica e adesiólise.

A adesiólise laparoscópica foi efectuada sob anestesia de intubação com administração de miorrelaxantes e ventilação artificial. Utilizámos equipamento endoscópico e instrumentos pediátricos da Karl Storz (Alemanha).

Etapas da adesiolise laparoscópica:
1. Inserção do primeiro trocarte na cavidade abdominal e criação de pneumoperitoneu.

2. Estudo diagnóstico dos órgãos da cavidade abdominal.
3. Introdução de trocartes de trabalho adicionais.
4. Avaliação da prevalência de aderências na cavidade abdominal.
5. Determinação da localização da obstrução e elucidação do mecanismo de obstrução intestinal.
6. Eliminação das aderências e restabelecimento da permeabilidade intestinal.

A posição do doente na mesa de operações no início da operação é deitada de costas. A posição do pessoal médico e do equipamento é a mesma que na realização da apendicectomia laparoscópica.

Na maioria dos doentes operados, em regra, foram visualizadas cicatrizes quelóides rugosas na parede abdominal anterior ao longo do curso da ferida pós-operatória primária (Figs. 2.7., 2.8).

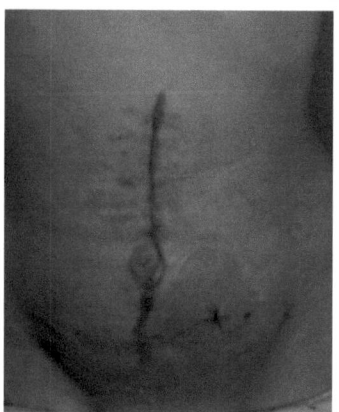
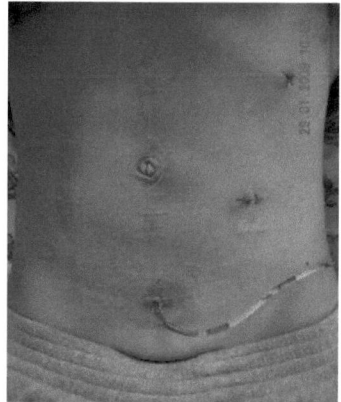

Figuras 2.7, 2.8. Cicatrizes quelóides pós-operatórias da região anterior parede abdominal

Ao selecionar o local de inserção da ótica de vídeo na cavidade abdominal, procurámos obter a máxima distância da cicatriz pós-operatória e do órgão em que a intervenção cirúrgica foi previamente realizada.

Dos 111 doentes submetidos a adesiólise laparoscópica, 89 (80,1%) apresentavam cicatriz pós-operatória na região ilíaca direita (após incisão de Dyakonov-Volkovich), 17 (15,3%) apresentavam cicatriz pós-operatória após incisão pararectal direita, 4 (3,6%) após laparotomia na linha média e 1 (1,0%) doente apresentava cicatriz após herniorrafia por hérnia inguinal em pinça.

105 (94,5%) pacientes que não tinham cicatrizes ao longo da linha média do abdómen para a entrada primária na cavidade abdominal utilizaram o método de punção direta da cavidade abdominal com um trocarte de ponta romba na modificação de I.V. Poddubny (1997), (Fig. 2.9), que inclui as seguintes fases

- incisão cutânea até 5 mm de comprimento (para um trocarte de 5,5 mm) ao longo do bordo superior do anel umbilical (nos bebés, a parede abdominal anterior acima da incisão foi levantada com a mão esquerda);

- Uma pinça afiada do tipo mosquito é inserida através da incisão cutânea e utilizada para delaminar a aponeurose sem abrir a cavidade abdominal;

- nesta posição, mas utilizando uma pinça de ponta romba, o peritoneu é aberto, o momento da penetração na cavidade abdominal é normalmente sentido claramente pela falha da pinça na cavidade abdominal;

- Sem alterar a posição do braço esquerdo, eleva-se a parede abdominal anterior e introduz-se na cavidade abdominal um trocarte de ponta romba com um diâmetro de 5,5 ou 11 mm.

Em doentes com uma cicatriz pós-operatória ao longo da linha média do abdómen (contornando o anel umbilical do lado esquerdo), o primeiro trocarte é inserido utilizando o método descrito acima, 1 cm acima do bordo superior da cicatriz pós-operatória. Não existem complicações (perfurações do intestino, lesões dos grandes vasos) associadas à utilização desta técnica. Após ter verificado a posição correcta do trocarte, a insuflação de CO é iniciada com a ajuda de um insuflador elétrico$_2$. Inicialmente, a taxa de injeção de gás não excede 1 litro/min. Após a introdução de 1 litro de gás, a taxa de fluxo é aumentada para 10 l/min e é aplicado um pneumoperitoneu com a tensão especificada. O nível ótimo de pressão intra-abdominal em crianças mais velhas é de 12-14 mmHg. No entanto, em caso de paresia acentuada do intestino delgado (mais frequentemente em casos de obstrução intestinal aguda), a obtenção de um volume suficiente de cavidade abdominal livre para manipulação requer a criação de uma pressão intra-abdominal mais elevada - até 16 mm Hg. O enchimento da cavidade abdominal com gás é controlado por palpação e percussão (desaparecimento do embotamento hepático, som de caixa em todas as partes da cavidade abdominal). Nas crianças mais velhas, o volume de gás utilizado varia até 3-5 litros e nas crianças mais novas de 1 a 1,5 litros.

Após a criação de um pneumoperitoneu, é introduzido um laparoscópio de 5 ou 10 milímetros através do trocarte inserido e é-lhe ligado um sistema endovideos. De seguida, a cavidade abdominal é revisitada. A localização e a gravidade das aderências na cavidade abdominal são determinadas. É necessário escolher os pontos de inserção mais óptimos e convenientes para dois trocartes de trabalho, mais frequentemente as regiões ilíaca esquerda e suprapúbica (Fig. 2.9.). Na maioria dos casos 33 (80,5%) de revisão abdominal, as regiões ilíaca esquerda e suprapúbica estão disponíveis para a inserção dos trocartes de trabalho. Em 83 (74,7%) doentes na revisão da região ilíaca esquerda e na pequena pélvis, as aderências entre o peritoneu parietal e visceral envolvem o omento maior, as alças do intestino delgado e grosso. Em seguida, sob o controlo do laparoscópio, é introduzido um trocarte de trabalho de 5,5 mm através do espaço livre da cavidade abdominal e as aderências entre o peritoneu parietal e visceral e o omento maior são dissecadas com uma pinça endoscópica utilizando coagulação monopolar. Isto aumenta o volume da visão panorâmica do abdómen. Todos os trocartes subsequentes são inseridos no abdómen sob monitorização por vídeo.

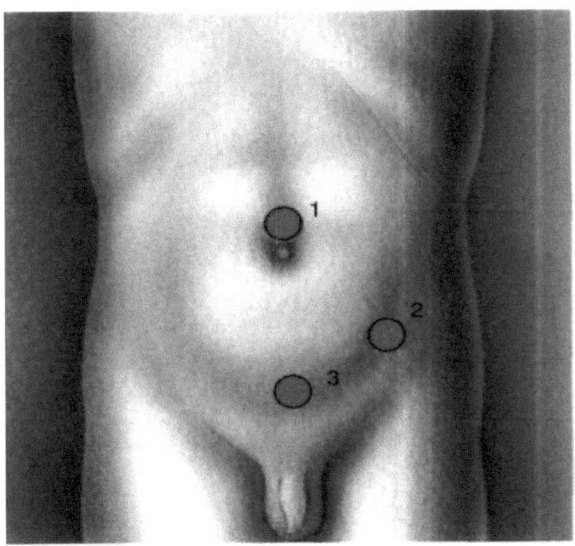

Figura 2.9. Acessos operatórios para laparoscopia diagnóstica.
Local de inserção do trocarte: 1 - trocarte 3-5,5 mm; 2 - trocarte 5,5 mm;
3 - trocarte 5,5-11 mm.

Após a inserção dos trocartes de trabalho por duas pinças endoscópicas atraumáticas, o grau de prevalência do processo de adesão na cavidade abdominal foi determinado de acordo com a classificação de Blinnikov O.I. (1993). Avaliámos também a localização mútua das alças intestinais, a sua mobilidade e deslocação, as alterações na cobertura serosa, as alterações inflamatórias no omento, o seu envolvimento no processo de adesão, a presença e quantidade de efusão, a sua natureza, as alterações no peritoneu parietal.

A principal tarefa nesta fase da cirurgia é determinar o local da obstrução e esclarecer o mecanismo da obstrução intestinal. Neste caso, é dada atenção à presença de alças de intestino delgado inchadas na cavidade abdominal, ao aumento da quantidade de efusão, às alterações reactivas no peritoneu parietal e visceral, às perturbações da microcirculação do intestino delgado, bem como à fixação e rigidez das alças intestinais. Para encontrar o local da obstrução intestinal, é necessário efetuar uma viscerólise laparoscópica, por vezes bastante extensa, e separar as junções viscero-parietais.

Um sintoma fiável de obstrução intestinal aguda adesiva é, normalmente, a presença de aderências na secção deformada do intestino delgado, combinada com a dilatação das suas partes principais e a desolação das partes secundárias.

O diagnóstico tópico é a descoberta de uma área do intestino deformada por aderências que provoca uma distribuição excessiva do enchimento de gás intestinal.

Após a localização definitiva da obstrução intestinal, são decididas as tácticas operatórias endovasculares de eliminação das aderências na cavidade abdominal. Terminada a fase de diagnóstico do exame laparoscópico, iniciámos a eliminação endoscópica da obstrução intestinal adesiva. Neste caso, foram utilizados dois clipes atraumáticos endoscópicos para agarrar as alças intestinais, puxar ligeiramente e cruzar as aderências entre elas com uma tesoura endoscópica.

Dos 111 pacientes, 58 (52,3%) tinham aderências planas como causa da obstrução intestinal. Em 47 (42,3%) crianças, foram detectadas aderências do tipo cordão, que foram isoladas ao longo de todo o seu comprimento com um desector e cruzadas junto à parede intestinal após coagulação bipolar ou monopolar. A obstrução intestinal causada por aderências omentais foi observada em 6 (5,4%) doentes; neste caso, a cirurgia laparoscópica reduziu-se ao isolamento do cordão omental que causava o impacto no local da sua fixação ao intestino, mesentério ou peritoneu parietal; após coagulação bipolar, este foi cortado e, em seguida, foi efectuada a ressecção do cordão omental nos tecidos saudáveis.

Após a conclusão da adesiólise laparoscópica, foi efectuada novamente uma revisão completa da cavidade abdominal, especialmente de todo o intestino delgado, desde a junção ileocecal até ao ligamento de Treitz. O local da obstrução anterior foi reexaminado e foi dada atenção à integridade da parede intestinal. Em seguida, a cavidade abdominal foi higienizada - o derrame acumulado foi removido, a cavidade abdominal foi lavada com água ozonizada, irrigada com solução FLS. A cavidade abdominal é drenada através da contra-abertura. A operação termina com a remoção dos trocartes e do dióxido de carbono da cavidade abdominal, com a sutura das feridas pós-operatórias.

Desta forma, o diagnóstico é esclarecido por laparoscopia, a situação na cavidade abdominal é avaliada de forma abrangente, as aderências são separadas e dissecadas e a permeabilidade intestinal é restabelecida.

Análise retrospetiva do tratamento cirúrgico conservador e tradicional no grupo de controlo de doentes com obstrução intestinal aguda adesiva no período de 1996 a 2020, Foram hospitalizadas 233 crianças com o diagnóstico de obstrução intestinal aguda adesiva, que tinham sido previamente operadas nas clínicas pediátricas da cidade de Tashkent e nos hospitais regionais e distritais da República por doenças inflamatórias de várias origens e traumas dos órgãos da cavidade abdominal, mas principalmente após apendicite aguda.

De acordo com os nossos dados, a complicação de aderências após a cirurgia primária ocorreu após $15,1 \pm 4,8$ meses.

Todos os doentes foram submetidos a uma terapia conservadora destinada a corrigir e restaurar as principais perturbações da homeostasia, a gerir os sintomas do TCTH e, em caso de insucesso desta última, a prevenir complicações intra-operatórias, bem como complicações pós-operatórias precoces e tardias.

Capítulo 3.
ANÁLISE RETROSPECTIVA DO TRATAMENTO CONSERVADOR E OPERATÓRIO DE UM GRUPO DE CONTROLO DE DOENTES COM OBSTRUÇÃO INTESTINAL ADESIVA AGUDA

O âmbito e o conteúdo do tratamento conservador e pré-operatório.

- terapia de infusão (desidratação e desintoxicação) em caso de sinais pronunciados de desidratação;
- eliminação da hipertensão do intestino superior - sondagem nasogastroduodenal - aspiração contínua do conteúdo gástrico;
- clister de sifão, para esvaziar o intestino distal;
- administração de gangliobloqueadores, adrenolíticos, anti-histamínicos, antiespasmódicos e analgésicos não narcóticos;
- recuperação de CCA;

Foram considerados critérios de eficácia do tratamento conservador

- restabelecimento da permeabilidade intestinal, descarga de gases e fezes;
- melhoria do estado geral do doente, alívio das dores, desaparecimento das bolhas de Cloibert nas radiografias;
- sem sintomas de irritação peritoneal.

As medidas conservadoras no OSCN foram continuadas durante 2-4 horas, mas não mais de 6 horas, a ineficácia da terapia intensiva foi uma indicação para a intervenção cirúrgica.

Em 73 (59,8%) dos doentes do grupo de controlo com NCSO, após terapêutica conservadora intensiva, a obstrução intestinal foi resolvida, houve evacuação de fezes e gases e a dor abdominal foi controlada.

Se as medidas realizadas fossem eficazes e após o restabelecimento da passagem intestinal, era prescrita a estes doentes uma terapia anti-inflamatória: 64 UI de injecções de lidase/m, eletroforese na parede abdominal anterior com iodeto de potássio, que era alternado com lidase. Após o restabelecimento completo da passagem e da regularidade das fezes, o alívio das dores abdominais e a melhoria do estado geral, os doentes tiveram alta para continuar o tratamento em ambulatório. Foi recomendada a continuação da terapêutica anti-inflamatória, da fisioterapia e da fisioterapia em cursos repetidos (de 2 em 2-3 meses), bem como a observação em ambulatório por um cirurgião pediátrico durante um ano. Além disso, foi realizada uma conversa explicativa com os pais dos doentes, no sentido de que a doença não tinha "desaparecido", sendo possível uma recaída, e foi-lhes recomendado que se submetessem a um tratamento laparoscópico planeado das aderências.

Em termos prospectivos, é de salientar que, subsequentemente, 11 (15,0%) dos 73 doentes admitidos com sintomas de NCSO e tratados de forma conservadora, apesar da terapêutica anti-especal planeada realizada em diferentes intervalos de tempo, foram novamente admitidos na clínica com sintomas de NCSO e foram operados por laparoscopia.

Indicações e tácticas do tratamento cirúrgico convencional em crianças do grupo de controlo.

Em 49 (40,1%) dos 122 doentes do grupo de controlo com CCEO, as medidas conservadoras foram ineficazes. Todos estes doentes foram submetidos a cirurgia - laparotomia, desconexão e excisão de aderências, saneamento e drenagem da cavidade abdominal por "método aberto"; acesso pararectal direito em 38 (77,5%) casos e laparotomia na linha média em 11 (22,5%).

De acordo com o tempo de cirurgia, as tácticas intra e pós-operatórias foram divididas em dois grupos, sendo o primeiro grupo de 20 (40,8%)

crianças operadas no período de 1996 a 2000 e o segundo grupo no período de 2000 a 2005, 29 (59,2%) doentes. No segundo grupo de pacientes, ao contrário do primeiro grupo de pacientes operados, no intra-operatório e no pós-operatório precoce, o FLS foi aplicado para prevenção precoce de aderências, estimulação de processos de proteólise e fibrinólise.

Durante a revisão intra-operatória, foram detectadas aderências pós-operatórias sob a cicatriz cirúrgica em 27 (77,1%) doentes, e aderências inter-intestinais e omentais (aderências em cordão em 3, aderências omentais em 2 e aderências planas em 3) em 8 (21,1%) doentes. Em - 2 (5,3%) doentes foram detectadas aderências planas com dobras em forma de joelho das alças intestinais sob a forma de "duplo barril". É de salientar que, na maioria dos casos, foram observadas combinações de diferentes tipos de aderências nos doentes operados. Não é possível identificar rigorosamente um determinado tipo de aderências, mas é outra questão quando se trata de aderências que comprimem o lúmen intestinal e perturbam o trânsito intestinal.

Os casos mais graves foram observados quando a cúpula do ceco, o intestino delgado terminal e o omento estavam simultaneamente envolvidos, formando um conglomerado de aderências tecnicamente difíceis de separar (Figuras 3.1.,3.2).

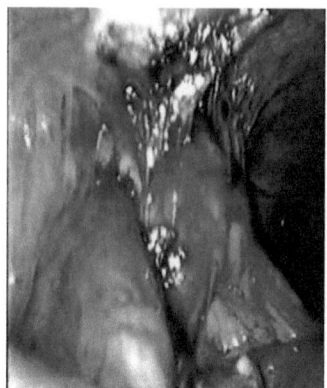 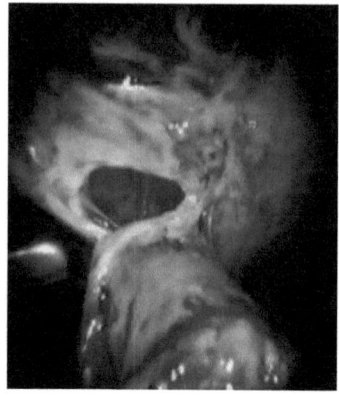

Figura 3.1. 3.2. As alças do intestino delgado estão fundidas num único conglomerado

De notar que quanto maior o comprimento da incisão, mais frequentemente foram observadas aderências. Na maioria dos casos, foram observadas aderências entre a cúpula do ceco e a ferida pós-operatória; o omento e o intestino delgado terminal estiveram envolvidos no processo de adesão em 31 (81,6%) casos. Analisados os protocolos das operações (nos casos de formação de conglomerados de aderências, quando se formaram aderências maciças), verificou-se que no intra-operatório houve dificuldades técnicas durante a apendicectomia, tendo-se registado a deserotização da cúpula do ceco. Durante a operação, foi necessário mobilizar o omento das alças do intestino e do ceco por meios rombos e cortantes.

A análise catamnéstica das histórias de casos do grupo de controlo de doentes mostrou que o mecanismo de desencadeamento para o desenvolvimento de aderências na cavidade abdominal foram as cirurgias realizadas para apendicite destrutiva; em primeiro lugar, devido a alterações inflamatórias pronunciadas na cavidade abdominal, possivelmente devido a uma manipulação grosseira do peritoneu e dos tecidos dos órgãos ocos, em segundo lugar, devido à deserorização do intestino, em terceiro lugar, devido à utilização de tupffers e de várias soluções anti-sépticas na cavidade abdominal, especialmente localmente no ângulo ileocecal.

A revisão da cavidade abdominal das crianças do grupo de controlo revelou aderências do intestino delgado sob a forma de uma bicúspide; nos restantes, as aderências localizavam-se ao nível do ângulo ileocecal em 3 (8,3%) doentes. Em 13 (36,1%) doentes, as aderências formaram-se ao longo do comprimento da ferida pós-operatória sob a forma de um estrangulamento. Em 21 (58,3%) doentes foram detectadas aderências maciças entre as alças do cólon pequeno e ascendente. As aderências foram dissociadas por meios contundentes e agudos, o que esteve associado a algumas dificuldades técnicas devido à presença de múltiplas aderências planas e largas nos doentes.

Após a realização da adesiólise, a passagem intestinal foi completamente restabelecida em todos os doentes.

Depois de termos analisado o grau e a prevalência das aderências, ficámos convencidos de que as aderências inter-intestinais mais potentes (intestino com peritoneu parietal) se formaram em crianças com antecedentes de peritonite derramada.

No período pós-operatório, estes doentes foram submetidos a
- terapia antibiótica empírica;
- regulação e correção da microcirculação e dos distúrbios hemodinâmicos;
- anestesia;
- terapia anti-hipóxica;
- terapia de desintoxicação;
- tratamento sintomático;
- terapia para prevenir e tratar a paresia intestinal;
- prevenção de aderências, com a introdução do FLS;

Dos 49 pacientes previamente operados pelo método tradicional para OSCN, 11 (7,9%) foram reoperados com fenómenos de OSCN nos anos seguintes, dos quais 4 pacientes foram operados com o uso de FLS e 7 sem FLS.

Assim, a análise dos resultados do tratamento de pacientes submetidos a intervenções cirúrgicas nos órgãos da cavidade abdominal atesta a conveniência de realizar uma operação mais poupada e uma terapia anti-inflamatória desde o momento das intervenções cirúrgicas e no período pós-operatório precoce.

Tácticas intra e pós-operatórias no grupo de controlo de doentes e características comparativas das alterações coagulológicas com a utilização de FLS.

No segundo subgrupo de doentes (29 casos), ao contrário do primeiro, aplicámos FLS durante a cirurgia para evitar a recorrência de aderências. Uma vez que a solução inicia a sua ação dentro de 3-5 minutos, o FLS foi injetado na cavidade abdominal imediatamente após a abertura do peritoneu; crianças até aos 3 anos de idade no volume de 65-70 ml, 3-7 anos de idade 100 ml, 7-15 anos de idade 200 ml. Durante a revisão, o processo de fibrinólise e proteólise é ativado sob a ação do FLS - as aderências são amolecidas e o processo de adesiólise é facilitado. Após a adesiólise e a restauração da passagem intestinal, a pequena pélvis foi drenada através da contra-abertura. O andar superior da cavidade abdominal (através do contraperitoneu) foi drenado com um microirrigador para administração de antibióticos e FLS. Após a operação na ORIT, o doente foi colocado numa cama funcional em posição de Fovler para evacuação do líquido acumulado na cavidade abdominal. O estômago foi cuidadosamente lavado com solução fisiológica até "água limpa", e foram administrados enemas de limpeza com solução hipertónica a 1-2% para reduzir a intoxicação.

A irrigação da cavidade abdominal com FLS foi efectuada sob controlo dinâmico do coagulograma do doente para evitar complicações adversas como a hipocoagulação. A FLS foi administrada lentamente, sob controlo do coagulograma, 2 vezes por dia, durante 4-5 dias do período pós-operatório, sendo depois retirados os microirrigadores.

É sabido que a hemostase da coagulação, incluindo a concentração de fibrinogénio e a atividade fibrinolítica do sangue, desempenha um papel importante na patogénese das aderências, assim como a hemostase plaquetária.

Para a caraterização comparativa das alterações coagulológicas, os doentes tradicionalmente operados (49 casos) foram divididos em 2 grupos comparativos. O primeiro grupo de controlo de doentes (20 crianças) foi submetido a adesiólise por laparotomia, saneamento e drenagem da cavidade abdominal sem administração de FLS. O segundo grupo comparativo (29 casos) foi submetido às mesmas tácticas com injeção de FLS na cavidade abdominal no intra-operatório e nos dias seguintes após a cirurgia.

O estudo das alterações coagulológicas nos grupos de doentes comparados em dinâmica é apresentado na Tabela 3.1. Na intervenção cirúrgica tradicional sem aplicação de FLS, durante e nos dias seguintes após a operação, observou-se hipercoagulação 166,4±2,0 seg., no primeiro dia 142±2,6 seg., no terceiro dia 146±3,2 seg. No 5.º e 6.º dias, registou-se uma normocoagulação gradual. Como se pode verificar na Tabela 3.1, nas crianças com aplicação de FLS durante a cirurgia, observou-se normocoagulação (212,1±1,8 seg) no primeiro dia e nos dias seguintes, a par de hipocoagulação moderada no primeiro dia (313±3,4 seg, P<0,05). A concentração de fibrinogénio aumentou durante a cirurgia em ambos os grupos e não foi significativamente diferente entre si. Observou-se hiperfibrinogenemia (5,68±0,4 g/l, 5,56±0,8 g/l, 4,94±0,8 g/l) no primeiro dia e nos dias seguintes no grupo sem aplicação de FLS, mesmo no 7.º dia após a operação a concentração de fibrinogénio manteve-se ao nível do limite superior da norma 4,1±0,6 g/l. No grupo principal (com a utilização de FLS), durante a operação e no primeiro dia, verificou-se uma diminuição gradual da concentração de fibrinogénio (4,28±0,5 g/l e 4,82±0,4 g/l, respetivamente). Nos dias seguintes, a concentração de fibrinogénio voltou aos valores normais.

A atividade fibrinolítica do sangue confirma os dados da coagulação sanguínea e da concentração de fibrinogénio. No grupo com aplicação de FLS durante a operação, observou-se a supressão da fibrinólise (266±1,8 seg.), cuja normalização foi observada apenas no 5.º e 6.º dias (238±2,3 seg. e 199±3,6 seg., respetivamente). No segundo grupo, não se observou uma supressão expressa dos processos de fibrinólise; no primeiro dia, o valor da fibrinólise era de 284±1,2 segundos, no grupo comparativo era de 274,2±1,8 segundos (P<0,001). Os índices de retração do coágulo sanguíneo também coincidiram com os dados da fibrinólise. Registou-se trombocitose em ambos os grupos de comparação, sem diferenças significativas.

Assim, nas intervenções cirúrgicas tradicionais, há mudanças marcantes no lado da hemostasia para a hipercoagulação. Ao utilizar o FLS, observa-se uma hipercoagulabilidade moderada com uma normalização relativamente ativa da concentração de fibrinogénio (em 5-7 dias) e da fibrinólise.

Dos 20 doentes operados no grupo de controlo (sem FLS), foram observadas recidivas e sintomas de NCSO precoce e tardia em 7 (35%). Esses pacientes foram submetidos à relaparotomia. No grupo (com FLS) (29 pacientes), a recidiva das aderências foi observada em 4 (13,8%). Quando comparados com os doentes do grupo de controlo, verificaram-se alterações semelhantes no padrão de trombocitose, mas menos acentuadas no grupo de comparação. As mesmas alterações ocorreram nos índices de protrombina. Ao mesmo tempo, é importante sublinhar que, durante a aplicação do FLS, o índice de protrombina foi mantido dentro do intervalo normal.

Assim, o estudo dos factores de coagulação e hemostase plaquetária revelou muitas questões relacionadas com a patogénese das aderências. Estes estudos mostraram o papel importante da hemostase da coagulação, especialmente a concentração de fibrinogénio e a atividade fibrinolítica do sangue.

Os resultados do nosso estudo confirmam mais uma vez a opinião de outros autores de que quanto mais pronunciado é o processo inflamatório na cavidade abdominal, mais profundas são as alterações na hemostase da coagulação, incluindo a concentração de fibrinogénio e a atividade fibrinolítica do sangue.

A avaliação comparativa das alterações coagulológicas no sangue dos doentes que estudámos permitiu-nos fundamentar a necessidade e a continuidade da aplicação de FLS com o objetivo de prevenir precocemente as aderências na cavidade abdominal, o que está representado esquematicamente na Figura 3.3, onde estão indicadas as fases e o mecanismo de desenvolvimento do processo de aderência e as formas de ativação dos processos de proteólise e fibrinólise pelos componentes de FLS em doentes do grupo de risco. Os resultados das nossas análises comparativas das alterações coagulológicas no sangue de dois grupos de doentes confirmaram que o papel principal na patogénese dos processos adesivos da cavidade abdominal é desempenhado pela concentração de fibrinogénio e pela retração do coágulo sanguíneo na cavidade abdominal.

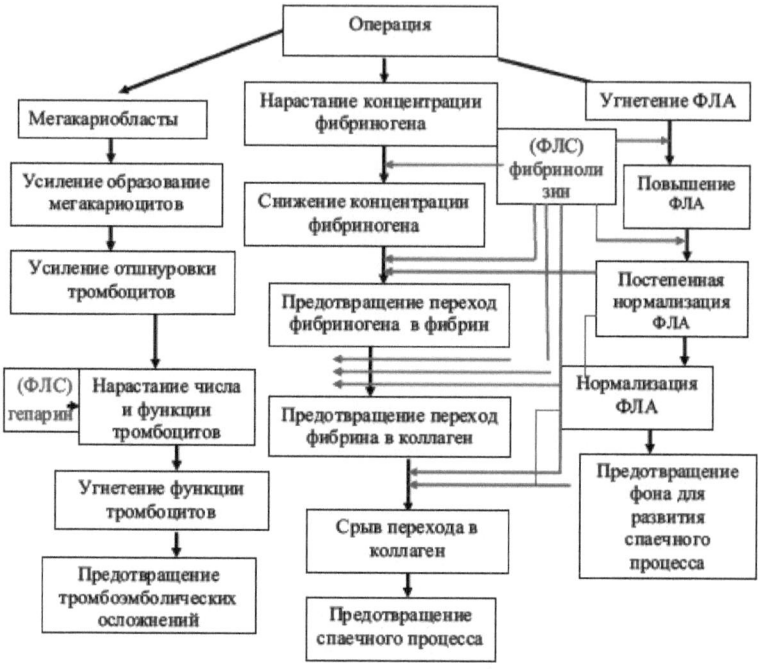

Fig. 3.3 Fases e mecanismo de desenvolvimento do processo de adesão e formas de ativação dos processos de proteólise e fibrinólise pelos componentes do FLS.

Dinâmica da recuperação da função intestinal no grupo de controlo de doentes

Após a laparotomia tradicional e a dissecção das aderências na cavidade abdominal, nos doentes do grupo de controlo (49 casos), o pós-operatório precoce, apesar da terapia intensiva, da estimulação intestinal, da descompressão gástrica e do cólon, foi relativamente grave. Numa caraterização comparativa dos dois grupos - em doentes no pós-operatório precoce, os doentes que receberam FLS (29) tiveram uma recuperação ligeiramente mais ativa da função intestinal do que o grupo de doentes

(20) que não receberam FLS na cavidade abdominal (Tabela 3.2). No grupo de doentes com aplicação de FLS no primeiro dia foi ouvido peristaltismo intestinal em 6 (20,7%) doentes e descarga de gases em 5 (17,2%), no final do segundo e início do terceiro dia o peristaltismo intestinal estava completamente restabelecido em todos os restantes, descarga de gases e fezes independentes.

Tabela 3.2.

Dinâmica da recuperação da função intestinal após o tratamento tradicional

tratamento cirúrgico do CCEO sem e com FPS (n=49)

Sinais de resolução da paresia intestinos		12 horas	12-24	24-36	36-48	48-60	60-72	72-84
Peristaltismo intestinal	Sem FLS n-20	-	-	1(5%)	4(20%)	5(25%)	5(25%)	5(25%)
	COM OS FLS. n-29	-	4(13,8%)	6(20,7%)	8(27,5%)	9(31,0%)	-	-
Emissão de gases	Sem FLS n-20	-	-	-	3(15%)	5(25%)	8(40%)	4(20%)
	COM OS FLS. n-29	-	4(13,8%)	7(24,2%)	18(62%)	-	-	-
Banco independente	Sem FLS n-20	-	-	-	3(15%)	6(30%)	6(30%)	5(25%)
	COM OS FLS. n-29	-	-	3(10,4%)	14(48,3%)	12(41,3%)	-	-

Nos doentes a quem não foi administrado FLS, a função intestinal recuperou mais lentamente, a partir do segundo dia, e recuperou totalmente apenas 5-6 dias após a cirurgia. Em 3 (7,9%) doentes do grupo sem aplicação de FLS, o período pós-operatório foi complicado por obstrução intestinal adesiva precoce. Por razões vitais, estes doentes foram submetidos a relaparotomia e adesiólise por "método aberto" nessa altura. Regra geral, no período inicial, as aderências eram soltas, de natureza membranosa distante, facilmente dissociáveis. A cobertura serosa intestinal, o peritoneu parietal, estava inflamada, edematosa, friável, facilmente traumatizada e sangrando devido à estase prolongada.

Assim, os resultados do tratamento tradicional das aderências no grupo de controlo de doentes confirmam mais uma vez a relevância do problema, que ainda está longe de ser resolvido.

Os dados obtidos demonstram, mais uma vez, que as intervenções repetidas nos órgãos da cavidade abdominal agravam a gravidade das aderências com o desenvolvimento de ASCN. A análise dos resultados da investigação confirma que uma das principais medidas eficazes de prevenção precoce das aderências e da ASCN é a prevenção precoce intra-operatória do desenvolvimento de aderências com a introdução de FLS e intervenções cirúrgicas pouco traumáticas na cavidade abdominal - intervenção cirúrgica laparoscópica.

Com base na nossa investigação, recomendamos a melhoria dos métodos de tratamento e prevenção precoce da doença de adesão em crianças no período de 2005 a 2020 na RNPCM&EHDV, tendo sido efectuada uma adesiólise laparoscópica em 111 doentes com idades compreendidas entre os 3 e os 17 anos. Destes, 89 eram doentes hospitalizados primariamente e 22 eram doentes readmitidos do grupo de controlo com recorrência de OSCN, 11 dos quais tinham tido alta previamente após tratamento conservador dos sintomas de SB e 7 doentes tinham sido operados previamente por laparotomia convencional para OSCN (dos quais 4 doentes foram submetidos a FLS e 7 doentes não foram submetidos a FLS).

Todos os doentes do grupo principal tinham sido operados previamente, em 111 (75,7%) casos foi efectuada primeiro a apendicectomia, em 15 (13,6%) a peritonite apendicular, em 2 (1,8%) crianças foram operadas por traumatismo fechado de órgãos da cavidade abdominal, em 2 (1,8%) foi efectuada hernioplastia.

Durante o período de preparação pré-operatória, os doentes foram submetidos a uma terapia conservadora intensiva padrão de rotina para resolver a obstrução. No entanto, não foi possível restabelecer a passagem intestinal e a motilidade em nenhum destes doentes. Devido à falta de efeito da terapia conservadora, foi decidido realizar uma laparoscopia, que tinha dois objectivos: o primeiro era de diagnóstico, ou seja, rever os órgãos da cavidade abdominal, para estabelecer os locais de obstrução; o segundo era realizar uma adesiólise, para desconectar as aderências víscero-parietais, omentais e inter-intestinais e restaurar a passagem intestinal.

No pré-operatório, estas crianças foram submetidas às análises clínicas e laboratoriais necessárias; coagulograma antes da cirurgia, depois durante a cirurgia e na dinâmica do pós-operatório durante 7 dias. No pré-operatório, em todos os doentes do grupo principal, os índices de coagulação sanguínea encontravam-se dentro dos limites normais, com uma média de 246,1±2,4 seg, retração do coágulo sanguíneo de 39,0±0,5%, tolerância plasmática à heparina (10,4±0,3 min) e nível de fibrinogénio (3,84±0,6 g/l) dentro do limite superior do normal.

Capítulo 4
MELHORAR O TRATAMENTO E A PREVENÇÃO PRECOCE DAS ADERÊNCIAS PEDIÁTRICAS

4.1. Tácticas e resultados da adesiolise laparoscópica

Após insuflação de óxido nitroso, o FLS é inicialmente introduzido na cavidade abdominal, seguido de revisão para esclarecer a presença de factores de obstrução (aderências, ingestão).

A separação das aderências víscero-viscerais consiste geralmente em esticar as aderências, isolá-las com manipuladores, dissecadores e atravessá-las por meios rombos e cortantes, seguidos de coagulação mono ou bipolar. As aderências interloop soltas são facilmente quebradas por dissecção romba. Na presença de aderências inter-intestinais grosseiras, procede-se a uma dissecção suave e precisa das alças intestinais e das aderências.

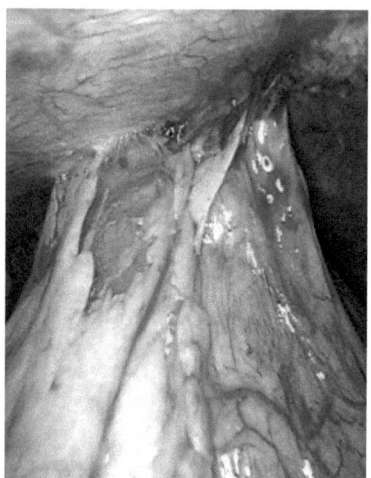 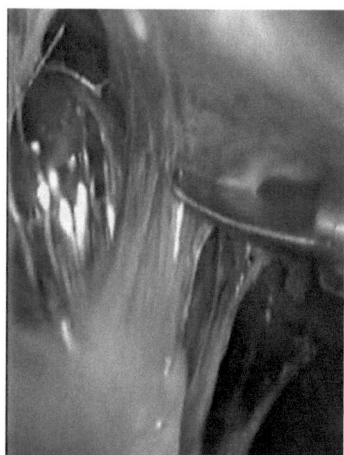

Fig 4.1. Aderências no bloco operatório Fig 4.2. Laparoscópica
Ferida. Adesiólise de aderências.

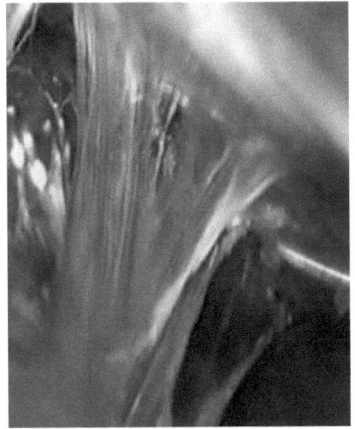 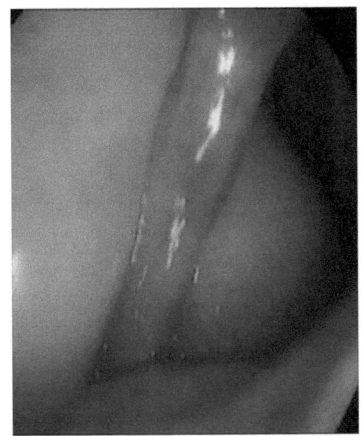

Figura 4.3. Aderências membranosas. Fig. 4.4. Aderências em forma de cordão.

Em 67 (60,3%) doentes de um total de 111, a separação das aderências entre a ferida pós-operatória e o omento não foi difícil. Nos restantes 11 (9,9%), durante a separação das aderências inter-intestinais, foram encontradas: aderências planas em -1 doente, em - 5 doentes foi visualizado o quadro de um processo inflamatório pronunciado na parede intestinal com perturbação da microcirculação, em - 19 (17,1%) crianças foi encontrado um processo de aderência difuso que ocupava 2/3 da cavidade abdominal, e também foi visualizado um conglomerado de alças intestinais com múltiplas áreas de compressão do lúmen intestinal (3-4 graus de prevalência do processo de aderência). Devido às dificuldades técnicas e à massividade das múltiplas aderências em 12 (10,8%) casos, optou-se pela conversão - laparotomia, revisão, dissecção das aderências que deformavam o lúmen intestinal, desconexão das alças intestinais e drenagem da cavidade abdominal (Figuras 4.5; 4.6).

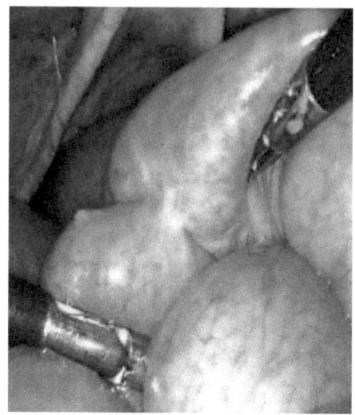
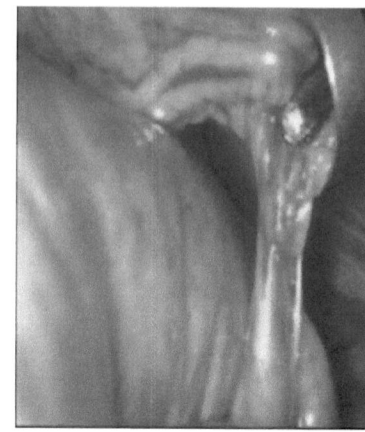

Figura 4.5. Aderências planas. glandulares

Figura 4.6. Aderências

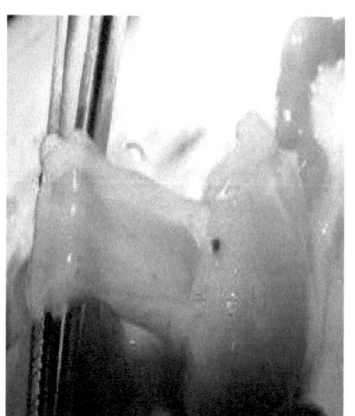
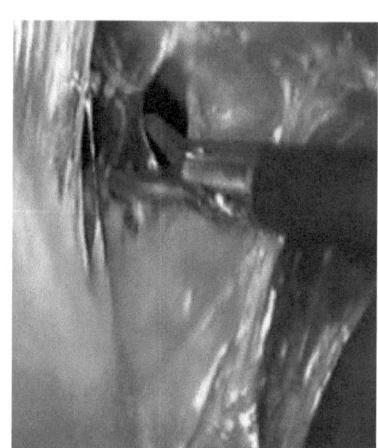

Fig. 4.7. Adesões de glândulas Fig. 4.8 Separação de adesões

A sondagem nasogastroduodenal é efectuada na ORIT. De seguida, o intestino grosso é entubado com um tubo de gás, se possível, até à transição da secção ascendente para o cólon transverso. No primeiro dia do pós-operatório estes doentes são injectados gradualmente na cavidade abdominal com FLS (para ativar os processos de proteólise e fibrinólise, reabsorção das fusões fibrinosas primárias) e antibióticos.

Em caso de estrangulamento intestinal (Fig. 4.6), o fio é visualizado ao longo do seu comprimento e, em seguida, após o seu isolamento e coagulação, o fio é cruzado com uma tesoura em dois locais (0,5 cm de distância) a partir do local de fixação à parede intestinal. É efectuada uma manipulação semelhante no lado oposto e o fio cortado é removido através do trocarte.

Dependendo (exceto no caso de aderências frouxas) das aderências que causaram o impacto intestinal (aderências omentais (Fig. 4.7.), aderências planas (Fig. 4.8.), aderências em forma de cordão, aderências múltiplas), o princípio da adesiólise laparoscópica operatória consistiu na excisão ou separação de aderências de consistência densa entre duas secções coaguladas de tecido colagénico. No caso de aderências omentais, procedeu-se adicionalmente à coagulação e ressecção do omento dentro do tecido saudável.

Com base nos resultados da adesiólise laparoscópica, caracterizámos quantitativamente as aderências de acordo com o grau de prevalência do processo e o tipo de aderências (classificação de Blinnikov O. I., 1993), o que se reflecte no Quadro 4.2.

Tabela 4.2.

Avaliação por extensão e tipo de aderências

(grupo principal n=111)

Tipo de aderências	Extensão das aderências O. I. Blinnikov (1993)					
	1º grau	2º grau	3º grau	4º grau	Total	
					abs	%
Planar	-	13	19	1	33	29,8%
Com fio	-	11	33	5	49	44,1%
Glândulas	-	12	15	2	29	26,1%

| Total | - | 36 | 67 | 8 | 111 | 100,0 |

Como se pode ver no quadro, nas nossas observações, a presença de aderências em forma de cordão 44,1% e a sua combinação foram mais frequentemente indicadas.

Após a excisão das aderências, verificar visualmente a restauração da passagem intestinal. A operação é concluída com uma revisão de controlo repetida do intestino no sentido caudal-craniano até ao ligamento de Treitz. Depois de se certificar de que todos os factores que obstruem o trânsito do conteúdo intestinal foram eliminados, a cavidade abdominal é lavada com uma solução ozonizada até à água limpa, evacua-se o líquido residual com uma bomba de sucção eléctrica, verifica-se a hemostase e a cavidade abdominal é novamente irrigada com FLS. De seguida, o andar superior da cavidade abdominal é drenado com um tubo de drenagem fino para administração de FLS e antibióticos. A pélvis é drenada através do trocarte inferior para drenagem livre do líquido acumulado.

Ao comparar os parâmetros das análises coagulológicas em doentes com a utilização de FLS durante a laparotomia e a adesiólise laparoscópica, observou-se uma clara diferença em relação aos parâmetros de hemostase durante as intervenções tradicionais sem FLS. Apesar da utilização de FLS na adesiólise por laparotomia, registou-se uma hipercoagulabilidade durante a operação de $164,8\pm1,6$ segundos e, na intervenção laparoscópica, registou-se uma normocoagulabilidade de $212\pm1,8$ segundos ($P<0,05$). No primeiro dia e nos dias seguintes após a cirurgia, observou-se hipocoagulação no grupo de controlo e nas crianças observadas, enquanto no grupo principal se observou hipocoagulação moderada ($313\pm3,4$ seg. e $226\pm3,8$ seg., respetivamente) (Tabela 4.1).

Foram observadas diferenças semelhantes no estudo da concentração de fibrinogénio. No grupo de controlo, no primeiro dia após a operação, a concentração de fibrinogénio no sangue era de 4,82±0,4 g/l, e no grupo principal de 4,02±0,2 g/l (P<0,05), (norma 2,0-4,0g/l).

O aumento da concentração de fibrinogénio no grupo de controlo foi acompanhado pela inibição do processo de fibrinólise, no grupo principal (com a utilização de FLS) a atividade fibrinolítica do sangue manteve-se dentro dos valores normais.

Assim, as alterações inflamatórias pronunciadas na cavidade abdominal causam uma perturbação acentuada do lado do estado funcional dos sistemas e órgãos vitais e dos indicadores do coagulograma, expressa por hiperfibrinogenemia e inibição da fibrinólise.

Estes dados demonstram mais uma vez a necessidade de intervenções cirúrgicas suaves para a prevenção precoce do SBPP. A FLS dissolve os filamentos de fibrina, normaliza a fibrinólise, impedindo assim a formação de um fundo favorável às aderências.

Para a prevenção precoce das aderências abdominais, é necessário realizar uma intervenção cirúrgica laparoscópica menos traumática, bem como corrigir a concentração de fibrinogénio e a atividade fibrinolítica do sangue, com a introdução de FLS, o que impede o desenvolvimento de aderências na cavidade abdominal.

4.2 Os nossos resultados da adesiólise laparoscópica no período pós-operatório precoce.

No período pós-operatório imediato, as crianças operadas por adesiólise laparoscópica recuperaram a sua atividade física várias vezes mais depressa do que o grupo de controlo. Em particular, em 24 horas, a grande maioria dos doentes estava sentada na cama, deslocava-se na enfermaria de cuidados intensivos e servia-se a si própria de forma independente, quando os doentes operados pelo método tradicional começaram a tornar-se activos, no máximo, 3-4 dias após a operação. A alimentação dos doentes submetidos a adesiólise laparoscópica foi iniciada nas primeiras 6-12 horas após a cirurgia.

Como se pode verificar na Tabela 4.3, não houve diferença significativa entre os dois primeiros grupos de doentes de controlo comparados. Foram observadas diferenças significativas (P<0,05) nos sinais de atividade física, no tempo de alimentação e na permanência do doente na ORIT e no internamento geral no grupo de doentes operados por via laparoscópica, o que mais uma vez confirma a eficácia das tácticas escolhidas para o tratamento cirúrgico e a gestão dos doentes com OSCCN.

Tabela 4.3.
Caracterização comparativa da recuperação da atividade física de doentes após tratamento cirúrgico nos grupos comparados

Acompanhamento pós-operatório	Métodos operatórios para o tratamento da OSCN		
	Adesiolise por laparotomia sem FLS (n=20)	Laparotomia adesiolítica + FLS (n=29)	Adesiolise laparoscópica + FLS (n=111)
Duração da intervenção cirúrgica (min)	114,2±8,4	105,6±4,6	60,2±0,9**
Ativação física do doente (dias)	5,6±0,6	4,0±0,8	1,6±0,3**
Alimentação após (hora)	48-72	48-72	6-10***
Tempo de permanência na ORIT (dias)	4,5±0,1	3,5±0,14	1,5±0,02**
Duração do período de tratamento hospitalar dias-cama	10,4±1,2	8,2±0,8	6,0±0,5*

Nota: * - as diferenças em relação aos dados do grupo 1 são significativas (* - P<0,05, ** - P<0,01, *** - P<0,001), ^ - as diferenças em relação aos dados do grupo 1 são significativas (^ - P<0,05, ^^ - P<0,01, ^^^ - P<0,001)

Após a intervenção laparoscópica, os pacientes ficaram completamente livres de complicações do lado da ferida pós-operatória (supuração, divergência de sutura, fístulas de ligadura, etc.). O período de internamento hospitalar foi significativamente reduzido (1,36 vezes).

No período pós-operatório, o lugar mais importante é dado à ativação precoce dos doentes e à restauração da motilidade intestinal.

A avaliação comparativa dos resultados do tratamento da ASCN em três grupos de doentes (ver Tabela 4.4) prova de forma convincente a continuidade e a eficácia das nossas tácticas propostas para o tratamento da ASCN em crianças.

Tabela 4.4.
Avaliação comparativa dos resultados imediatos e a longo prazo do tratamento cirúrgico da OSCN nos grupos de doentes comparados

Complicações pós-operatórias	Método operativo e tácticas		
	Adesiolise por laparotomia sem FLS (n=20)	Laparotomia adesiólise + FLS (n=29)	Adesiolise laparoscópica + FLS (n=111)
Supuração de feridas cirúrgicas	3 (15%)	4 (13,7%)	-
Suturas dissecadas, fístulas de ligadura	3 (15%)	2 (6,9%)	-
Paresia intestinal de 1-2 graus	14(70%)	3(10,3%)	-
Paresia intestinal 2-3 graus	5 (25%)	2(6,9%)*	-
Paralisia intestinal de quarto grau	2 (10%)	-	-
OSCN precoce	(15%)	-	-
OSCN tardio	2 (10%)	2 (6,9%)	2 (1,8%)

| Recuperação da atividade física (24 horas) | 4,2±0,9 | 4,0±0,8 | 1,6±0,2*** |

Nota: * - as diferenças em relação aos dados do grupo 1 são significativas (*** - P<0,001), ^ - as diferenças em relação aos dados do grupo 1 são significativas (^^-P<0,01, ^^^^ - P<0,001)

A tabela reflecte a eficácia da adesiólise laparoscópica no contexto da irrigação FLS da cavidade abdominal, que não só reduz o número de complicações, mas também uma recuperação mais rápida da atividade física.

A eficácia médica e social do programa de tratamento desenvolvido é condicionada por: 1) redução da permanência dos pacientes no hospital, 1,36 vezes; 2) redução da frequência de hospitalizações repetidas de 36,8% para 7,9%.

Com base nas nossas observações, chegámos à seguinte conclusão: a adesiólise laparoscópica com utilização de FLS é um método patogeneticamente menos traumático, que desempenha um papel importante na prevenção precoce de aderências na cavidade abdominal; uma excelente iluminação, uma visualização clara dos órgãos na cavidade abdominal e das suas alterações permite-nos determinar claramente o tipo de aderências e escolher as tácticas de tratamento necessárias.

Com base nas nossas observações, estamos convencidos de que a prevenção precoce de aderências na cavidade abdominal deve ser iniciada no intra-operatório e continuada no período pós-operatório precoce. É necessário reforçar a atividade fibrinolítica do sangue, reduzir a concentração de fibrinogénio sob o controlo das alterações coagulológicas no sangue, o que é facilitado pelo FLS.

A análise do tratamento cirúrgico tradicional e minimamente invasivo de doentes com OSCN deu-nos a oportunidade de desenvolver determinadas tácticas de medidas preventivas da doença de adesão em crianças.

Estas tácticas de adesiólise laparoscópica endovisional permitem contrariar eficazmente a recorrência de aderências na cavidade abdominal no período pós-operatório imediato.

Tem um efeito importante no bem-estar do doente no período pós-operatório precoce, na qualidade de vida do doente e tem um bom efeito cosmético.

No grupo principal de doentes que utilizaram adesiólise laparoscópica e FLS, não se observou supuração da ferida pós-operatória, processos inflamatórios purulentos intra-abdominais com falha da sutura da ferida. Os períodos de internamento hospitalar no pós-operatório foram significativamente reduzidos - em 6,0±0,5 dias.

De acordo com as nossas observações, a recuperação da atividade física dos doentes após a adesiólise laparoscópica com a utilização de FLS no pós-operatório imediato é mais rápida em cerca de 3,5 vezes (5,6±0,6 e 1,6±0,3, respetivamente).

O traumatismo significativo do peritoneu parietal e visceral causado pela laparotomia, combinado com a sua inflamação, no caso de OSCN, favorece a recorrência de aderências! O acesso laparoscópico minimiza ao máximo estes processos negativos. A utilização de uma técnica minimamente traumática que seja tão suave quanto possível para a cobertura serosa do intestino e para a cápsula dos órgãos parenquimatosos (com a utilização intra-operatória de FLS) é um dos principais componentes da prevenção de aderências.

Assim, de acordo com os resultados do nosso estudo, a utilização da adesiólise videolaparoscópica em combinação com a FLS com barreira anti-especal foi bem sucedida em 92,7% dos casos, em 12 (10,8%) *casos,* devido a dificuldades técnicas de conversão, foi realizada a tática cirúrgica tradicional de tratamento da OSCN, em 2 casos (1,8%), no período distante, houve recidiva da doença e foi realizada nova adesiólise laparoscópica.

Com base neste estudo, desenvolvemos um algoritmo de tácticas de tratamento e prevenção precoce da recorrência do CCEO em crianças, que se divide em 3 fases (medidas pré-operatórias, intra-operatórias e pós-operatórias). Cada fase está dividida em subfases.

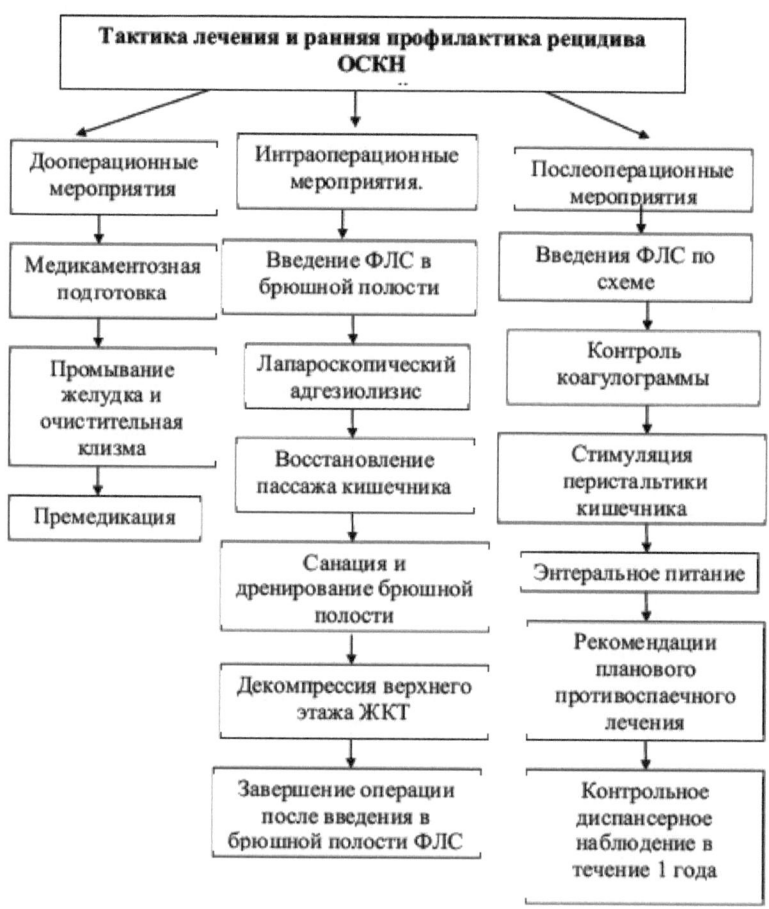

Fig.4.9 Algoritmo recomendado para o tratamento de doentes com CCEO antes, durante e após a cirurgia, com base nos estudos efectuados.

A técnica de adesiólise laparoscópica, em comparação com a tradicional, permite um tratamento delicado dos tecidos e minimiza a traumatização cirúrgica, o que é impossível de conseguir com as intervenções tradicionais. O que precede constitui uma prevenção eficaz das aderências no futuro.

Assim, de acordo com os resultados do nosso estudo, a utilização da adesiólise videolaparoscópica minimamente invasiva e da barreira anti-aderente FLS permite-nos contrariar eficazmente o desenvolvimento de aderências na cavidade abdominal no pós-operatório imediato.

No final da nossa investigação, chegámos à seguinte conclusão: as aderências continuam a ser um problema urgente da cirurgia moderna. Os problemas do tratamento da doença das aderências foram abordados pelos cirurgiões já no final do século XVIII. René Leriche chamou às aderências peritoneais pós-operatórias um "terrível flagelo da cirurgia da cavidade". Apesar dos progressos modernos da ciência médica, o problema das aderências pós-operatórias da cavidade abdominal (PABP) e das aderências peritoneais (PAD) continua a ser um dos problemas urgentes da cirurgia geral [**Adamyan L.V., Kozachenko A.V., Kondratovich L.M., Bezhin A.I., Lipatov V.A., Grigoryan V.V.**]. Considera-se que a principal razão para o desenvolvimento de aderências após a operação é a lesão do mesotélio peritoneal. O número de pacientes que sofrem de SBP continua a aumentar em proporção ao número de intervenções cirúrgicas, e as complicações das aderências ocupam um dos primeiros lugares na estrutura da mortalidade pós-operatória [**Adamyan L.V., Kozachenko A.V., Kondratovich L.M.,** Beburishvili A.G., Mikhin I. V., Vorobiev A.A., Lebedev A.G., Pakhomova N., Uteshev A]. Ao mesmo tempo, muitas questões relativas à patogénese das aderências peritoneais, ao seu prognóstico, à prevenção e às tácticas de tratamento permanecem controversas [Aliev S.R. Arutyunyan D.Y., Grechkina I.A., Dvoretskaya Y.A., Sufiyarov I.F., Matigulin R.M., Saribeyoglu K., Pekmezci S., Korman U. et al]. De acordo com a Sociedade Internacional de Adesão (International Adhesion Society, 2001), cerca de 1% dos doentes previamente operados são tratados anualmente em departamentos cirúrgicos devido a aderências, 50-75% desta categoria de doentes desenvolvem obstrução intestinal com elevada letalidade. O tratamento conservador das aderências é ineficaz e, após intervenções cirúrgicas tradicionais, observam-se recidivas de 32 a 71%. Neste contexto, decidimos analisar e rastrear os mecanismos patogénicos e coagulológicos da formação de aderências. Com base nos resultados obtidos, decidimos desenvolver uma abordagem abrangente para a prevenção precoce de aderências, tendo em consideração os factores etiopatogenéticos da formação de aderências.

Melhorar o resultado das aderências pediátricas através da prevenção precoce e da otimização das tácticas de adesiólise cirúrgica.

Por conseguinte, estabelecemos as seguintes metas e objectivos:

1. Efetuar uma análise retrospetiva das intervenções cirúrgicas para doenças inflamatórias dos órgãos da cavidade abdominal em crianças complicadas por aderências.

2. estudar os mecanismos de desenvolvimento de aderências na cavidade abdominal durante e após intervenções cirúrgicas de acordo com os dados das alterações coagulológicas no sangue em crianças com OSCCN.

3. Desenvolver um conjunto de medidas destinadas à prevenção precoce de aderências na cavidade abdominal em crianças.

4. Efetuar uma avaliação comparativa da eficácia entre o "método aberto" tradicional e a adesiólise laparoscópica no contexto da FLS para aderências em crianças, com base na qual será desenvolvido um algoritmo de tácticas de tratamento para crianças com OSKN.

O trabalho baseou-se em observações clínicas de 233 crianças com idades compreendidas entre os 6 meses e os 17 anos com o diagnóstico de OSCN que foram hospitalizadas em (RNPCM e ECDV) entre 1996 e 2020, sendo os rapazes -133 e as raparigas -100.

Em ambos os grupos, até 50% dos casos, os doentes foram admitidos no prazo de 1 a 72 horas após o início da doença. Cerca de 30% dos doentes foram admitidos nas primeiras 12 horas após o início da doença. Durante o estudo da catamnese deste grupo de doentes, verificou-se que, após uma intervenção cirúrgica nos órgãos da cavidade abdominal, a complicação das aderências ocorreu, em média, em 15,1±4,8 meses. A análise catamnésica da história clínica do grupo de controlo de doentes mostrou que o mecanismo desencadeador do desenvolvimento de aderências na cavidade abdominal são as operações realizadas para a apendicite destrutiva; em primeiro lugar, devido às alterações inflamatórias expressas na cavidade abdominal, à manipulação grosseira dos tecidos do peritoneu e dos órgãos ocos, em segundo lugar, devido à deserorização do intestino, em terceiro lugar, devido à utilização de tifos e de várias soluções anti-sépticas na cavidade abdominal, especialmente localmente no ângulo ileocecal.

Em função do momento das operações, os doentes foram distribuídos de acordo com a classificação de SB Bairov G.A. (1994). Na grande maioria dos casos, encontrámos uma obstrução intestinal adesiva tardia (70,6%), cuja causa mais frequente foi a formação de aderências múltiplas ou únicas e densas em forma de cordão.

122 dos 233 doentes foram tratados em regime de internamento na RNPCM e na ECHDV no período de 1996 a 2020). Constituíram o primeiro grupo da análise retrospetiva - o grupo de controlo, que, dependendo do resultado do tratamento, foi dividido em dois subgrupos: tratado conservadoramente e tratado operativamente. O primeiro subgrupo era constituído por 73 (59,8%) doentes, nos quais os sintomas de OSCN foram controlados por terapêutica conservadora, o segundo subgrupo era constituído por 49 (40,2%) doentes, nos quais a terapêutica conservadora foi ineficaz e foram submetidos a laparotomia cirúrgica (método aberto), adesiólise, saneamento e drenagem da cavidade abdominal com ou sem recurso a (FLS). O grupo de observações próprias - o grupo principal era constituído por 111 doentes (2006-2020), que foram submetidos a adesiólise laparoscópica com a utilização de FLS.

Esta divisão está associada a diferentes abordagens tácticas ao tratamento cirúrgico, o que está relacionado com a melhoria das medidas terapêuticas e de diagnóstico no OSCCN.

O quadro clínico da NCSO foi mais frequentemente caracterizado por dor abdominal aguda, difusa e semelhante a um ataque, vómitos, tensão dos músculos da parede abdominal anterior, ausência de fezes e de descarga de gás e presença de sintomas específicos da doença.

Todos os doentes foram submetidos a métodos de investigação de rotina: análises gerais de sangue, urina, fezes e, se necessário, análises bioquímicas ao sangue.

Ao planear a intervenção cirúrgica, foi efectuado um exame laboratorial completo (grupo sanguíneo, fator Rh, estudos bioquímicos e coagulológicos), radiografia de revisão dos órgãos da cavidade abdominal (em duas projecções, direita e lateral), ecografia dinâmica e laparoscopia de diagnóstico. Quando indicado em casos pouco claros, foi utilizado o exame contrastado do trato gastrointestinal com sulfato de bário. A permeabilidade do intestino delgado foi avaliada pelo tempo de fluxo do agente de contraste para o cólon. As radiografias de controlo foram realizadas após 3, 6, 9 e, quando indicado, especialmente na forma subaguda de SScN, em 12, 18, horas e, em alguns casos, mais tarde.

Os sinais característicos da OSCN eram (bacias de Cloiber, pneumatose intestinal, "arcos", espessamento das pregas de kerking, etc.), que são detectados normalmente em poucas horas após o início da doença.

Outra indicação para a realização de um estudo contrastado de raios X foi a necessidade de uma avaliação objetiva da eficácia da nossa terapia conservadora. O tratamento foi considerado eficaz quando os sintomas de NUC foram eliminados e a condição do doente melhorou com um estudo de contraste de raios X confirmado. A persistência de sinais radiológicos e clínicos de NUC nas 2-4 horas seguintes ao tratamento conservador constituiu uma indicação para uma intervenção cirúrgica de emergência.

Em 73 (59,8%) doentes do grupo de controlo, após terapia conservadora, a obstrução intestinal foi resolvida, as fezes passaram, os gases passaram e a dor abdominal foi aliviada. Após a restauração da passagem intestinal, foi prescrita a estes doentes uma terapia anti-inflamatória: injecções de lidase 64 UI in/m, eletroforese na parede abdominal anterior de iodeto de potássio, que foi alternada com lidase. Após o restabelecimento completo da passagem e da regularidade das fezes, o controlo das dores abdominais e a melhoria do estado geral, os doentes receberam alta para tratamento ambulatório, tendo-lhes sido recomendada a continuação da terapêutica anti-espasmódica, da fisioterapia e da fisioterapia em cursos repetidos (de 2 em 2-3 meses) e o acompanhamento com um cirurgião pediátrico durante um ano.

Para esclarecer o efeito da cirurgia e subsequente administração intraperitoneal de FLS na coagulação sanguínea, foram estudados os principais índices do coagulograma: - A contagem de plaquetas em esfregaços de sangue foi efectuada de acordo com o método unificado de Fonio. O princípio do método baseia-se na contagem do número de plaquetas em esfregaços de sangue corados por 1000 eritrócitos por 1 µl (ou 1l) de sangue, com base no conteúdo do número de eritrócitos neste volume, tempo de coagulação do sangue de acordo com Fonio e Lee-White, tempo de recalcificação do plasma de acordo com Bertertof e Rock, tolerância do plasma à heparina de acordo com Sigg. O índice de protrombina de acordo com Quick, a quantidade de fibrina e fibrinogénio de acordo com Rutberg, a atividade fibrinolítica do sangue, o tempo de lise do coágulo de euglobulina (método unificado) foram realizados de acordo com o método de Kowalski, Kopeck e Niverovskii. Os mesmos parâmetros foram estudados em dinâmica - antes da operação, 5-6 horas após a sua conclusão e administração de medicamentos, um dia depois, no 4º-5º dia e 10-12 dias depois.

Em 49 (40,2%) doentes do grupo de controlo com CCEO, as medidas conservadoras foram ineficazes. Todos estes doentes foram submetidos a laparotomia-adhesiólise, saneamento e drenagem da cavidade abdominal. 29 (59,2%) dos 49 doentes foram submetidos a uma injeção intra-operatória de FLS na cavidade abdominal num volume de: crianças até aos 3 anos de idade 65-70 ml, 3-7 anos de idade 100 ml, 7-15 anos de idade 200 ml. (grupo de comparação), em 17 crianças (46,8%) não foi aplicado FLS (grupo de controlo).

Todos os doentes receberam uma terapia destinada à correção dos distúrbios da hemostase para prevenir complicações intra-operatórias, bem como complicações precoces e tardias associadas à falha de compensação durante a cirurgia e causadas pela ocorrência de alterações irreversíveis nos órgãos.

O âmbito e o conteúdo do tratamento conservador e pré-operatório;

- em caso de sinais pronunciados de desidratação terapia de infusão desintoxicação-desidratação;
- eliminação da hipertensão do intestino superior - sondagem nasogastroduodenal - aspiração contínua do conteúdo gástrico;
- clister de sifão, para esvaziar o intestino distal;
- administração de gangliobloqueadores, adrenolíticos, anti-histamínicos, antiespasmódicos e analgésicos não narcóticos;
- recuperação de CCA;

As medidas conservadoras em OSCN continuaram durante 2-4 horas, mas não mais de 6 horas, a ineficácia da terapia conservadora foi uma indicação para a intervenção cirúrgica.

É de salientar que, na maioria dos doentes operados, foram observadas combinações de diferentes tipos de aderências. Não faz sentido identificar estritamente um determinado tipo de aderências, mas é outra questão quando se trata de aderências que comprimem o lúmen intestinal e perturbam o trânsito intestinal.

O estudo do tempo de tromboplastina parcial activada (TTPA) mostrou que, antes da cirurgia, não havia diferenças significativas nos dois grupos de doentes. Durante a cirurgia, verificou-se hipercoagulabilidade no grupo de controlo. No grupo principal, no qual foi administrado FLS, não foram observadas diferenças significativas em relação à norma no coagulograma.

Assim, os resultados do tratamento tradicional das aderências no grupo de controlo de doentes confirmam mais uma vez a relevância do problema, que ainda está longe de ser resolvido.

No pós-operatório do grupo de controlo, a hipercoagulabilidade persistiu durante 5 dias e no 6º-7º dia ocorreu gradualmente a normocoagulação. No grupo comparativo (29 casos), no qual o FLS foi injetado na cavidade abdominal, observou-se hipocoagulação moderada apenas no 3º dia e a normocoagulação foi restabelecida no 5º-7º dia. Estes indicadores indicam que a introdução de FLS na cavidade abdominal não provoca uma hipocoagulação acentuada, que poderia ser a causa da hemorragia. A mistura, que lava as alças intestinais, entra na pequena pélvis e é evacuada da cavidade abdominal através do tubo de drenagem, que se encontra na pequena pélvis.

A introdução de FLS na cavidade abdominal afectou marcadamente a coagulação sanguínea. No grupo principal de doentes, no primeiro dia e nos dias seguintes, a coagulação sanguínea foi de 16,0±2,4 segundos e 192,4±3,2 segundos, estes parâmetros confirmam os dados da ACTH.

Nos doentes que não receberam FLS, verificou-se uma hipercoagulabilidade acentuada, que persistiu até ao 5.º dia e a coagulabilidade sanguínea foi, em média, de 154,6±2,6 segundos, tendo-se depois observado normocoagulabilidade. No primeiro dia após a operação, nos doentes a quem não foi administrado FLS, a coagulabilidade do sangue era em média de 124,6±2,2 segundos, após a administração de FLS - 169,2±2,4 segundos (na norma 188,4±16,3 segundos). Estes parâmetros indicam que o FLS actua favoravelmente na hemostase dos tecidos, impedindo a formação de fibrina.

Sabe-se que o fibrinogénio desempenha um papel especial na formação de aderências. Quando a concentração de fibrinogénio aumenta, a fibrinólise dos tecidos ou, por outras palavras, os processos de proteólise e a atividade fibrinolítica do sangue diminuem drasticamente.

Nos doentes do grupo de controlo e do grupo principal, antes da operação, a concentração de fibrinogénio no sangue estava dentro do limite superior da norma e era de 4,0±0,3 g/l (normal de 2,0 a 4,0 g/l) (média de 2,2±0,4 g/l). O aumento da concentração de fibrinogénio é uma resposta ao processo inflamatório na cavidade abdominal e à intervenção cirúrgica.

Durante a operação, em todos os doentes, a concentração de fibrinogénio aumentou: no grupo de controlo até 5,9±1,8 g/l, no grupo principal (com aplicação de FLS) até 4,1±2,1 g/l (P>0,05). No primeiro dia após a operação, verificou-se um aumento da concentração de fibrinogénio nos doentes do grupo de controlo até 8,8±0,6 g/l, e no grupo principal - 4,8±0,3 g/l (P<0,001). Em termos dinâmicos, no período pós-operatório, no grupo de doentes sem aplicação de FLS, a concentração de fibrinogénio permaneceu elevada durante 7 dias (4,6±0,2 g/l). Estes dados indicam que nos doentes do grupo de controlo (sem aplicação de FLS) a concentração de fibrinogénio se manteve elevada nos dias seguintes, o que criou condições favoráveis ao desenvolvimento do processo de adesão.

Quando o FLS foi administrado, observou-se um quadro diferente. No primeiro dia após a cirurgia, no grupo de controlo, a concentração de fibrinogénio era de 8,8±0,6 g/l e, no grupo principal, de 4,8±0,3 g/l (P<0,001).

A análise mostrou que as adesões se formam de forma diferente em todas as crianças. Em algumas crianças as aderências não se manifestam, noutras manifestam-se ativamente. Verificámos que nos doentes propensos a aderências, a atividade fibrinolítica do sangue estava fortemente deprimida.

Antes da operação, a atividade fibrinolítica do sangue nos doentes de ambos os grupos era de 172,4±8,6 e 175,2±6,6 segundos (P>0,05), respetivamente. Durante a operação, no contexto do aumento da concentração de fibrinogénio, observou-se a supressão da atividade fibrinolítica do sangue: nos doentes do grupo de controlo até 286,2±9,4 segundos e até 204,2±4,6 segundos (P<0,001) no grupo principal, ou seja, nos doentes do grupo de controlo a supressão da fibrinólise foi mais pronunciada.

Actividades a realizar no período pós-operatório:

- terapia antibiótica empírica;
- regulação e correção da microcirculação e dos distúrbios hemodinâmicos;
- anestesia;
- terapia anti-hipóxica;
- terapia de desintoxicação;
- tratamento sintomático.
- Prevenção e tratamento da paresia intestinal;
- Prevenção de aderências com a administração de FLS;

No período pós-operatório, a atividade fibrinolítica do sangue permaneceu deprimida nos doentes do grupo de controlo. E no grupo principal, no contexto da administração de FLS, não se verificou uma supressão significativa da fibrinólise. Nos doentes do grupo de controlo, apenas no 5º dia e no dia seguinte se verificou uma normalização gradual da fibrinólise. A normalização da atividade fibrinolítica do sangue sob a influência do FLS nos doentes do grupo de comparação foi observada quando o FLS foi administrado antes do início da intervenção cirúrgica ativa, o que ajudou a impedir a transformação do fibrinogénio em fibrina, ou seja, serviu como profilaxia precoce das aderências.

Durante a operação, a inibição da retração do coágulo sanguíneo em comparação com o normal não foi acentuada em ambos os grupos de doentes. No primeiro dia após a operação, observou-se uma inibição significativa da retração do coágulo sanguíneo nos doentes do grupo de controlo e, no grupo de comparação (no qual foi administrado FLS), nos dias seguintes após a operação, não se observou inibição da retração do coágulo sanguíneo. No grupo de controlo, a normalização da retração do coágulo sanguíneo verificou-se no sétimo dia após a operação, a hipercoagulação manteve-se e no grupo principal de doentes verificou-se uma hipocoagulação moderada, especialmente no primeiro e terceiro dias sob a influência do FLS. A diminuição da tolerância à heparina plasmática no final do primeiro e no início do terceiro dia foi de 15,3±0,30 e 13,20±0,35 minutos, respetivamente (P<0,001), indicando a presença de hipocoagulação moderada.

Em ambos os grupos de doentes, durante e após a cirurgia, nos dias seguintes, verificou-se um aumento do processo de formação de laços plaquetários com um quadro de trombocitose; a administração de FLS não afectou o número de plaquetas. Aparentemente, o FLS afecta o estado funcional das plaquetas, pelo que no 5º dia se observou uma hipocoagulação moderada. Este facto é evidenciado pelos dados do ACTR e da tolerância plasmática à heparina.

Os índices do índice de protrombina indicam a presença de hipercoagulabilidade no grupo de controlo de doentes, nos quais o índice de protrombina normaliza ao fim de 7 dias. Nos doentes do grupo principal sob a influência do FLS, foram observados índices de protrombina normais.

A análise das alterações coagulológicas mostrou que durante e nos primeiros três dias após a cirurgia, nos doentes do grupo de controlo, persiste uma hipercoagulabilidade acentuada, que funciona como um mecanismo de proteção. O mesmo período é o mais favorável à recorrência e ao desenvolvimento de aderências.

Nos doentes do grupo principal, quando o FLS foi injetado na cavidade abdominal nos primeiros três dias do período pós-operatório, observou-se uma hipocoagulação moderada, o que contribuiu para a prevenção da formação de aderências.

Assim, o FLS não só ativa a fibrinólise, como também impede a transição do fibrinogénio em fibrina, que é o principal fator patogénico no desenvolvimento de aderências. Além disso, devido à aplicação local, o FLS não provoca uma hipocoagulação pronunciada, apenas quando se aumenta a dose e a frequência de administração é possível uma ligeira hipocoagulação, que não provoca hemorragias e outras complicações.

Dos 20 doentes do grupo de controlo (sem aplicação de FLS), verificou-se recidiva e sintomas de ASCS precoce em 7 (35%), a terapêutica conservadora não surtiu o efeito desejado, tendo sido submetidos a relaparotomia tradicional. No grupo comparativo (com FLS) (29 pacientes), a recidiva das aderências ocorreu em 4 (13,8%).

Dada a eficácia da terapia anti-espasmódica precoce, administrámos uma terapia anti-espasmódica planeada após a resolução da passagem intestinal. Serviu como um método de preparação pré-operatória para laparotomia e adesiólise suave.

É importante salientar as alterações na hemostase trombocítica. Quando se comparam os doentes do grupo de controlo, também se verificam alterações semelhantes com o quadro de trombocitose, no grupo de comparação de grau menos acentuado. As mesmas alterações ocorrem nos índices do índice de protrombina. Nos doentes do grupo de comparação, após a aplicação do FLS, o índice de protrombina manteve-se dentro dos valores normais.

Os factores de coagulação e de hemostase plaquetária que estudámos revelaram algumas questões relacionadas com a patogénese das aderências. Estes estudos mostraram o papel importante da hemostase da coagulação, especialmente a concentração de fibrinogénio e a atividade fibrinolítica do sangue.

Os resultados da caraterística comparativa das alterações coagulológicas no sangue dos doentes estudados permitem-nos fundamentar a necessidade e a aceitabilidade da aplicação de FLS para efeitos de prevenção precoce do processo de adesão.

No período de 2005 a 2020, realizámos adesiólise laparoscópica em 233 doentes com idades compreendidas entre os 3 e os 17 anos no

RNPCM&EVCP. Destes, 111 eram doentes hospitalizados primariamente e 22 eram doentes readmitidos do grupo de controlo com a clínica de recorrência de OSCN, 11 dos quais tinham tido alta previamente após tratamento conservador dos sintomas de SB e 11 doentes tinham sido previamente operados por laparotomia convencional para OSCN (4 doentes com FLS e 7 sem FLS).

Todos os doentes do grupo principal tinham sido operados previamente, em 89 (80,1%) casos foi efectuada primeiro a apendicectomia, em 15 (13,6%) a peritonite apendicular, em 2 (1,8%) crianças foram operadas por traumatismo fechado de órgãos da cavidade abdominal, tendo sido efectuada hernioplastia em 2 (1,8%).

Todos os doentes foram submetidos a uma laparoscopia diagnóstica e a uma adesiólise laparoscópica. Após a insuflação de óxido nitroso na cavidade abdominal, procedeu-se à revisão da cavidade abdominal, tendo sido esclarecida a presença de factores de obstrução (aderências: em forma de cordão, em forma de fita, membranosas, planas, etc.). A separação das aderências viscero-viscerais consistiu no tensionamento das aderências, na sua separação com manipuladores, dissector e cruzamento por meios rombos e cortantes com posterior coagulação mono ou bipolar.

Em 67 (60,3%) dos 111 doentes, a separação das aderências entre a ferida pós-operatória e o omento não foi difícil. Nos restantes 11 (9,9%), durante a separação das aderências inter-intestinais, foram detectadas: aderências planas em 1 doente, em 5 doentes foi visualizado o quadro de um processo inflamatório acentuado na parede intestinal com perturbações da microcirculação. Em 19 (17,1%) crianças foram detectadas aderências difusas que ocupavam 2/3 da cavidade abdominal, bem como um conglomerado de alças intestinais com múltiplas áreas de compressão do lúmen intestinal (3-4 graus de aderências). Devido a dificuldades técnicas e à massividade das múltiplas aderências em 2

(4,9%) casos, foi decidido efetuar a conversão - laparotomia, revisão, dissecção das aderências que deformavam o lúmen intestinal, desconexão das alças intestinais e drenagem da cavidade abdominal.

Independentemente das aderências (à exceção das aderências soltas) que causaram o impacto intestinal, quer se tratasse de aderências planas, omentais ou múltiplas, o princípio da adesiólise laparoscópica operatória consistiu em desconectar ou excisar as aderências de consistência densa entre duas áreas coaguladas de tecido colagénico. Por conseguinte, consideramos desnecessário interpretar a adesiólise laparoscópica de cada forma individual de aderências. No caso de aderências omentais, foi efectuada adicionalmente a coagulação e a ressecção do omento dentro do tecido saudável.

No grupo principal de doentes, verificaram-se diferenças significativas (P<0,05) nos sinais de atividade física, na alimentação e na permanência do doente na ORIT e no internamento geral, o que mais uma vez confirma a progressividade das tácticas escolhidas para o tratamento cirúrgico e a gestão dos doentes com OSCN.

Em particular, a grande maioria dos doentes operados por laparoscopia estava sentada na cama, movia-se de forma independente na unidade de cuidados intensivos e servia-se a si própria no espaço de um dia, enquanto as crianças operadas pelo método tradicional eram activadas, no máximo, 3-4 dias após a cirurgia. A alimentação dos doentes submetidos a adesiólise laparoscópica foi iniciada nas primeiras 6-12 horas após a cirurgia.

Após a intervenção laparoscópica, não se registaram complicações do lado da ferida pós-operatória (supuração, divergência de sutura, fístulas de ligadura, etc.). O período de internamento hospitalar foi significativamente reduzido (1,36 vezes).

A avaliação comparativa dos resultados do tratamento da ASCN nos grupos de doentes comparados prova de forma convincente a continuidade e a progressividade das nossas tácticas propostas para o tratamento da ASCN em crianças.

A eficácia médica e social do programa de tratamento desenvolvido deve-se a: 1) redução do tempo de internamento dos doentes em quase 1,36 vezes, recuperação da atividade física em 2,6 vezes; 2) redução da frequência de hospitalizações repetidas de 36,8% para 7,5%.

Com base nas nossas observações, chegámos à seguinte conclusão. A adesiólise laparoscópica com FLS é o método mais minimamente traumático e patogeneticamente justificado, que desempenha o papel principal na prevenção precoce de aderências na cavidade abdominal.

De acordo com os resultados do nosso estudo, a utilização de adesiólise videolaparoscópica combinada com a administração anti-especal de FLS foi bem-sucedida em 92,7% dos casos, enquanto os restantes 4,9% foram submetidos a conversão, tácticas operatórias convencionais para o tratamento de OSCN, com repetição da adesiólise laparoscópica em 1 (2,4%) caso.

Estas tácticas de adesiólise endovascular permitem contrariar eficazmente a recorrência de aderências na cavidade abdominal no período pós-operatório imediato. Tem um efeito importante na qualidade de vida do doente e tem um bom efeito cosmético.

O número total de complicações pós-operatórias no grupo principal de doentes que utilizaram a adesiólise laparoscópica e a FLS diminuiu 2,6 vezes. Não se observou em nenhum caso supuração da ferida pós-operatória, processos inflamatórios purulentos intra-abdominais com falha da sutura da ferida.

A recorrência de aderências foi observada em 1 (2,4%) caso, ou seja, os casos de aderências recorrentes diminuíram 3,3 vezes.

Assim, de acordo com os resultados do nosso estudo, a utilização da administração anti-adesão de FLS de barreira em combinação com a adesiólise videolaparoscópica minimamente invasiva permite, desde o início das intervenções cirúrgicas e no pós-operatório imediato, contrariar eficazmente o processo de adesão na cavidade abdominal.

Com base na nossa investigação, chegámos às seguintes conclusões:

1. Um dos principais factores de risco etiológico para o desenvolvimento de aderências e respectivas complicações é a natureza traumática da intervenção cirúrgica primária "aberta" tradicional para doenças inflamatórias da cavidade abdominal e a falta de meios eficazes de prevenção precoce intra-operatória de aderências na cavidade abdominal em crianças.

2. Durante as intervenções cirúrgicas na cavidade abdominal, é necessário controlar a concentração de fibrinogénio, da qual depende a atividade do processo de fibrinólise, que é um dos elos reguladores da patogénese das aderências nas crianças.

3. A adesiolise laparoscópica com irrigação dos órgãos da cavidade abdominal com FLS normaliza os processos de fibrinólise e a concentração de fibrinogénio, reduz eficazmente a probabilidade de aderências pós-operatórias e é um método de prevenção precoce de aderências em crianças.

4. A aplicação do algoritmo desenvolvido para o tratamento cirúrgico da OSCN em crianças permite reduzir o risco de aderências recorrentes, diminuir a recorrência em 3,3 vezes, encurtar o tempo de intervenção cirúrgica, restaurar a atividade física precoce do doente, encurtar o período de tratamento hospitalar em 1,6 vezes, melhorar a qualidade de vida e obter um bom efeito cosmético.

OS NOSSOS CONSELHOS PRÁTICOS

1. A adesiólise laparosocópica é o método de escolha para a OSCN e a SB em crianças.

2. Em doentes com suspeita de SCN ou forma dolorosa de SB, recomendamos a utilização do algoritmo terapêutico por nós desenvolvido.

3. Na presença de aderências graves na cavidade abdominal, é aconselhável dissecar apenas as aderências que são a causa da TOC.

4. No início da adesiólise laparoscópica em crianças, a FLS deve ser administrada para a prevenção precoce de aderências.

No nosso trabalho tentámos apresentar informações modernas sobre a prevenção e o tratamento das aderências e propor um método desenvolvido por nós para a sua prevenção. Se a informação apresentada na monografia for de interesse para os leitores, podemos considerar a nossa tarefa cumprida.

Cumprimentos, autores.

LISTA DE REFERÊNCIAS

1. Sopuev AA, Ibraev D.Sh., Mamatov N.N., Abdiev A.Sh. Avaliação do impacto dos agentes anti-sépticos na formação de aderências da cavidade abdominal // Boletim do KSMA com o nome de I.K. Akhunbaev. Bishkek, 2016. № 3.P. 80-82.
2. Sopuev AA, Mamatov NN, Kudayarov EE, Ibrayev D.Sh., Sydykov N.Zh. Análise da atividade de vários agentes antibacterianos na formação de aderências na cavidade abdominal // Boletim da KGMA com o nome de I.K.Akhunbaev. 2017. № 4. C. 108-111.
3. Krutova V.A., Makarenko L.V., Avagimova O.V., Kravtsov I.I., Kravtsova N.A., Melkonyants T.G., Titova A.N., Tyutyunnikova N.S., Storozhuk A.P. Reabilitação de pacientes inférteis submetidos a tratamento cirúrgico de endometriose genital. *Boletim médico científico de Kuban.* 2012; 4:60-64. [Krutova VA, Makarenko LV, Avagimova OV, Kravtzov II, Kravtzova NA, Melkoniants TG, Titova AN, Tyutyunnikova NS, Storozhuk AP. A reabilitação de mulheres inférteis com endometriose genital externa após tratamento cirúrgico. *Kubanskiy nauchniy meditsinskiy vestnik.* 2012; 4:60-64. (Em russo)].
4. Mailova K.S., Osipova A.A., Korona R., Binda M., Koninx F., Adamyan L.V. Factores que influenciam a formação de aderências durante as cirurgias laparoscópicas. *Boletim Científico. Série Medicina. Pharmacia.* 2012;17(4):201-206. [Mailova KS, Osipova AA, Korona R, Binda M, Koninckx F, Adamian LV. Faktory, vliyayushie na obrazovanie spaiek pri laparoskopicheskikh operatsiah. *Nauchnye vedomosti. Seria Meditsina. Farmacia.* 2012;17(4):201-206. (Em russo)].
5. Adamyan LV, Kozachenko AV, Kondratovich LM Processo

espástico na cavidade abdominal: a história do estudo, classificação, patogênese // Problemas de reprodução. 2013.T. 19. № 6. C. 7-13.

6. Dubrovina S.O. O processo de adesão. Rostov n/D.: LLC "Empresa BOGRES", 2015. 76 c.

7. Alibaev A. K. /Diagnóstico e tratamento da obstrução intestinal precoce por aderência-parética em crianças: //Autoref. diss. ... candidato de ciências médicas. - Ufa, 2008.

8. Aliev S. R. /Abordagem complexa no tratamento e prevenção de aderências da cavidade abdominal: //Autoref. diss. ... candidato de ciências médicas. - M., 2009.

9. Aliev S. R. Arutyunyan D. Yu / Profilaxia médica e cirúrgica da formação de aderências pós-operatórias: //Autoref. diss. ... candidato de ciências médicas. - M., 2008.

10. Arutyunyan D. Y., Matveev N. L. /Profilaxia de aderências pós-operatórias. // Endoscópio. hir. - 2007. - № 1. - C. 108.

11. Bagnenko S. F., Sinenchenko G. I., Chupris F. G. / Diagnóstico e tratamento laparoscópico de aderências agudas de obstrução do intestino delgado //Vestn. hir. - 2009. - № 2 . - C. 27-30.

12. Baymakov S. R. /Profilaxia da doença de adesão após cirurgia em órgãos da cavidade abdominal: //Autoref. dis.... kand. med. sciences. - Tashkent, 2001.

13. Baymakov S.R., Kayumov T.H. /Radiação infravermelha na prevenção de aderências na peritonite. //Revista Médica do Uzbequistão. - 2000. - №5-6. - C. 20-22.

14. Baranov G. A., Karbovsky M. Yu. /As questões de segurança da adesiólise na síndrome abdominal de adesão. // Endoscópio. hir. - 2006. - №2. - C. 14.

15. Bezhin A.I., Lipatov V.A. /O método de prevenção da secagem

interoperativa do peritoneu. //Problemas actuais de ecologia da medicina experimental e clínica: Actas do 2º Ros. nauch.-pract. conf. - Orel, 2001. - С. 53-54.

16. Bezhin A.I., Lipatov V.A., Grigoryan V.V. /A escolha do método de modelação da doença de adesão. //Problemas actuais de ecologia da medicina experimental e clínica: Actas da 2ª Conf. Científica e Prática Russa -Orel, 2001. - С. 52-53.

17. Beburishvili A.G., Vorobyev A.A., Mikhin I.V. et al. / Formas de melhorar a segurança das intervenções laparoscópicas em pacientes com obstrução intestinal adesiva. // / / Endoscop. hir. - 2005. - № 2. - С. 16.

18. A. G. Beburishvili, I. Mikhin. V., Vorobyev A. A. Adesões assintomáticas das tácticas cirúrgicas da cavidade abdominal em operações laparoscópicas // Endoscop. hir. - 2006. - № 4. - С. 10.

19. Beburishvili A.G., Mikhin I.V., Vorobyev A.A., Kalmykova O.P. /Operações laparoscópicas para aderências. // Cirurgia. - 2007. - № 6. - С. 24.

20. Beburishvili A.G., Mikhin I.V., Vorobyev A.A. et al. / Meios modernos de barreira anti-adesão na prevenção de recorrências de obstrução intestinal aguda por adesão // Endoscop. hir. - 2009. - № 1. - С. 170.

21. Beburishvili A.G., Mikhin I.V., Vorobyev A.A. et al. /Tecnologias maloinvasivas de diagnóstico no tratamento de formas dolorosas de aderências. // Vestn. hir. - 2004. - Vol. 153, No. 2. - С. 38-40.

22. Belyaev M.K., Prokoshenko Y.D. /Laparoscopia no diagnóstico e tratamento da obstrução intestinal adesiva em crianças. //Medicina em Kuzbass. -2007. - № 1. - С. 20-21.

23. Bogdanovich A.V., Shilenok V.N., Kirpichenok L.N. /Correção

da atividade proteolítica na obstrução intestinal adesiva aguda. // Novosti Khir. - 2007. - №2. - С. 16-17.

24. Vakkosov M.H., Iskhakov B.R. /Videolaparoscopia no diagnóstico e tratamento da obstrução intestinal aguda adesiva. //Cirurgia do Uzbequistão. - 2006. - №3. - С. 88.

25. Verbitsky D.A. / Aplicação de gel de carboximetilcelulose para a prevenção de aderências na cavidade abdominal (estudo experimental): / //Autoref. diss. ... kand. med. ciências. 2004г- С 23,

26. Verkhuletsky I.E., Verkhuletsky E.I. / Aspectos da morfologia e classificação das aderências dos órgãos da cavidade abdominal. // Ukr. zhurn. hir. - 2009. - №3. - С. 30-33.

27. Verkhuletsky I.E., Verkhuletsky E.I. /Indicações para o tratamento cirúrgico de emergência da obstrução intestinal dinâmica no contexto de aderências. // Ukr. zhurn. hir. - 2009. - №3. - С. 25-28.

28. Vorobyev A.A., Lyutaya E.D., Poroysky S.V. et al. /Doença de adesão dos órgãos pélvicos, paralelos de ultrassom e imagem térmica. // Ultrassom. e diagnósticos funcionais. - 2007. - №4. - С. 56.

29. Vlasov P. / Abdómen agudo // Métodos de investigação de radiação: um esboço do médico // Med. gazeta. - 2005. - №96. - С. 8-9.

30. Galyuk V.M., Klymyuk V.M. / Tácticas cirúrgicas no tratamento de pacientes com obstrução intestinal adesiva aguda. //Vestn. UNIVERSIDADE MÉDICA ESTATAL RUSSA. -2008. - №2 (61). - С. 110.

31. Gamzaev S.M. / Saneamento enteral hipotérmico na obstrução intestinal. // Cirurgia com o nome de N. I. Pirogov. N.I. Pirogov. - 2007. - №4. - С. 45-48.

32. Garelik P.V., Makshanov I.Y. /Adesões. Obstrução intestinal por aderências. Patogénese, diagnóstico, tácticas, tratamento, prevenção: //Recomendações de métodos. - Grodno, 2000. -18 c.

33. Garipov R.M., Karnilaev P.G., Shavleev R.R. / Novos métodos no tratamento cirúrgico de pacientes com aderências peritoneais. // Endoscópio. hir. - 2005. - №1. - C. 40.

34. Glushenko I.A., Lipatov V.A. /Características morfológicas das aderências recorrentes da cavidade abdominal peri utilização de diferentes métodos e sua prevenção. ///Materiais da 69ª conferência científica interuniversitária de estudantes e jovens cientistas. - Kursk, 2004. - Ч. 1. - C. 4-95.

35. Gobejishvili V.K., Lavreshin M.P., Gezgieva R.K. / Previsão e prevenção do desenvolvimento de processos de adesão em doentes operados a órgãos da cavidade abdominal. // Annals of Surgery. - 2006. - №3. - C. 42.

36. Grechkina I.A., Dvoretskaya Yu.A. / Fundamentação experimental do diagnóstico não invasivo e sem radiação das aderências pós-operatórias da cavidade abdominal. // 65ª Conferência da Universidade Estatal de Medicina de Volgogrado. - Volgograd, 2007. - C. 65-66.

37. Dadaev Sh.A., Kim V.P. / Profilaxia e tratamento da obstrução intestinal adesiva // Cirurgia do Uzbequistão. - 2006. - №3. - C. 90.

38. Dadaev Sh.A., Kim S.V. /O papel da oxiprolina no sangue na determinação da atividade das aderências na cavidade abdominal. //Vakhidov readings-2007 //Cirurgia do Uzbequistão. - 2007. - №3. - C. 14-15.

39. Demidov V.M. /Experiência na prevenção do desenvolvimento de aderências em pacientes após cirurgia em órgãos da cavidade abdominal. /Cirurgia do Uzbequistão. - 2003. - №3. - C. 32.

40. Derzhavin V.M., Belyaeva O.A., Rozinov V.M. / Diagnóstico por ultrassom de obstrução intestinal pós-operatória em crianças // Vopr. okhr. mat. - 1992. - №12. - C. 23-26.

41. Dobrovolsky S. R., Uzakbaeva D. I., Abushaibeh L. G., Sadovy P. G. Causa rara de obstrução do intestino delgado // Cirurgia. - 2005. - №7. - C. 3-54.

42. Dronov A.F., Kotlobovsky V.I., Smirnov A.N. et al. Complicações adesivas pós-operatórias após cirurgia laparoscópica em crianças. // Cirurgia com o nome de N. I. Pirogov. N. I. Pirogov. - 2008. - №10. - C. 49-53.

43. Dadaev SA, Kim SV, Kim VP, Tillaev AN Sobre a questão da etiopatogénese e prevenção de aderências da cavidade abdominal // Cirurgia do Uzbequistão. - 2005. - №3. - C. 51-55.

44. Dronov A.F., Holostova V.V.. Laparoscopia no diagnóstico em recém-nascidos e bebés e seu tratamento // Endoscop. hir. - 2004. - №6. - C. 50.

45. Dudanov I.P., Sobolev V.E. /Laparoscopia na obstrução intestinal aguda. //Endoscope. hir. - 2006. - №2. - C. 40.

46. Erekeshov A.E., Olkhovik Y.M., Adilbaev B.K. /Profilaxia de complicações de adesão após intervenções cirúrgicas em órgãos da cavidade abdominal em crianças. //Medicina em Kuzbass. - 2007. - №1. - C. 44-45.

47. Zolotokrylina E.S., Moroz V.V., Gridchik I.E. /Dinâmica da hemocoagulação e da fibrinólise em doentes com peritonite disseminada. // Anest. e reanimatol. - 2001. - №6. - C. 34-39.

48. Iskhakov B.R. /Experiência da videolaparoscopia no tratamento da peritonite pós-operatória. //Cirurgia do Uzbequistão. - 2005. - №3. - C. 11-12.

49. Ivanov V.V., Chevzhik V.P., Arab E.A. et al. /Experiência de restauração da função intestinal e controlo da sua capacidade de vida após isquémia extensa em obstrução. // Medicina em Kuzbass. - 2007. - №1. - C. 52.

50. Karimov S.H., Miroshnichenko A.G. / Método de diagnóstico da paresia intestinal em doenças cirúrgicas agudas dos órgãos da cavidade abdominal. // Vestn. hir. - 2007. -Tom 166. - C. 87-92.

51. Karimov Sh.I., Asrorov A.A., Orzimatov S.K. /O papel da alimentação por sonda enteral no tratamento de pacientes com obstrução intestinal aguda. //Cirurgia do Uzbequistão. - 2004. - №2. - C. 32-37.

52. Kayumov T.H., Baymakov S.R. / Radiação infravermelha na prevenção de aderências na peritonite. // Med. zhurn. do Uzbequistão. - 2000. - №5-6. - C. 20-22.

53. Klevakin E.L. /O papel da laparoscopia no tratamento de pacientes com obstrução aguda por aderência. // Endoscópio. hir. - 2006. - №2. - C. 58.

54. Kobilov E.E., Shamsiev A.M. /Descompressão do trato gastrointestinal na obstrução intestinal aguda adesiva em crianças. //Cirurgia Infantil. - 2006. - №1. - C 17.

55. Kozhevnikov V.A., Boyko. A.V. /Profilaxia da doença de adesão da cavidade abdominal em crianças. // Medicina em Kuzbass. - 2007. - №1. - C. 62-63.

56. Kozlov O.A., Troyan V.V. /Tecnologias laparoscópicas no diagnóstico e tratamento da obstrução intestinal por adesão e da doença de adesão em crianças. - Minsk, 2007.

57. Kolesnikov E.G. /Diagnóstico de obstrução intestinal por adesão tardia na infância. // 63ª Conferência Científica Final de Jovens Cientistas: Resumos - Rostov n/D, 2009. - C. 130.

58. Konovalov A.K., Petlyakh V.I. /Abordagem diferencial ao tratamento de crianças com obstrução intestinal adesiva tardia. //Endoscope. hir. -2007. - №1. - C. 130.

59. Konovalov A.K., Sergeev A.V. / Métodos modernos de tratamento de aderências em crianças. // Endoscópio. chir. - 2006. - №2. -

С. 61.

60. Kossovich M.A., Korshunov S.N. / Características do método radiológico no diagnóstico da obstrução intestinal adesiva. //Endoscope. hir. - 2006. - №2. - С. 64.

61. Kossovich M.A., Slesarenko S.S., Korshunov S.N. /Operações laparoscópicas no tratamento de aderências. //Endoscope. chir. - 2005. - №1. - С. 12-14.

62. Kotlobovsky V.I., Dronov A.F. /Estudo comparativo dos resultados do tratamento de formas comuns de peritonite apendicular em crianças operadas por métodos cirúrgicos laparoscópicos e tradicionais. // Cirurgia. - 2003. - №7. - С. 32.

63. Kremer P.B., Gushul A.V., Minaeva E.A. / Meios modernos de barreira para a prevenção de aderências pós-operatórias na cavidade abdominal. //Medicina em Kuzbass. Problemas actuais da medicina experimental e clínica. - 2007. - С. 72.

64. Krieger A.G., Andreytsev V.A. /Diagnóstico e tratamento da obstrução intestinal pequena aguda adesiva. // Cirurgia. - 2001. - №7. - С. 25.

65. Krieger A.G., Andreytsev I.L., Makarova E.E. /Diagnóstico por laparoscopia e ultrassom no tratamento endocirúrgico de variantes raras de obstrução do intestino delgado. // Endoscópio. chir. - 2000. - №5. - С. 57-59.

66. Kudryashova N.E., Pakhomova G.V., Lebedev A.G. /Avaliação por radionuclídeos da função de evacuação gástrica e da passagem intestinal na obstrução aguda do intestino delgado. //Ros. zhurn. gastroenterol., hepatol., coloproctol. - 2003. - №4. - С. 37-43.

67. Kurbanov K.M., Gulov M.K. /Diagnóstico complexo e tratamento cirúrgico da obstrução adesiva aguda do intestino delgado. //Vestn. hir. - 2006. - №3. - С. 54.

68. Larichev E.E., Batkova I.V., Mishukova L.B. /Ultrassom complexo com ultrassonografia Doppler na obstrução aguda do intestino delgado nos períodos pré e pós-operatório. // Ultrassom. e diagnóstico funcional. - 2007. - №4. - C. 156.

69. Lebedev A.G., Pakhomova N., Uteshev A. / Intubação gastrointestinal no tratamento da obstrução do intestino delgado. //Doctor. - 2004. - №6. - C. 41-43.

70. Lipatov V.A. / Sobre a questão da prevenção de aderências pós-operatórias da cavidade abdominal. //Saúde e educação no século XXI: Materiais da 3ª conferência internacional científica e prática - M., 2002. - C. 252-257.

71. Lipatov V.A. / Justificação do uso de gel de metilcelulose para a prevenção do processo pós-operatório da cavidade abdominal: / //Autoref. diss. ... candidato de ciências médicas. - Kursk, 2004. - 20 c.

72. Lipatov V.A., Bachurina E.I. / Racionalidade do uso de metilcelulose para administração intra-abdominal na prevenção de aderências pós-operatórias da cavidade abdominal. //Materiais da 67ª conferência científica interuniversitária de estudantes e jovens cientistas. - Kursk, 2002. - Ч. 2. - C. 125-126.

73. Lipatov V.A., Glushenko I.A., Kabelev A.A. /O papel da isquémia peritoneal na patogénese das aderências pós-operatórias da cavidade abdominal. // Materiais da 67ª conferência científica interuniversitária de estudantes e jovens cientistas. - Kursk, 2002. - Ч. 1. - C. 178-189.

74. Lipatov V.A., Sinkov V.A., Martintsev A.A. /Estudo da possibilidade de utilização de gel de metilcelulose para administração intra-abdominal na prevenção de aderências. // Saúde e educação no século XXI: Materiais da 3ª conferência internacional científica e prática - M., 2002. - C. 380-381.

75. Lubyansky V.G., Komleva I.B. /Eficácia do tratamento de formas conglomeradas de obstrução intestinal adesiva com o uso de eunotransverso-anastomose. /Cirurgia com o nome de N. I. Pirogov. N.I. Pirogov. - 2009. - №3. - C. 29.

76. Lysenkov S.P., Razumov S.A., Razumov A.A. /A nossa experiência de tratamento da paresia intestinal na peritonite apendicular em crianças. //Medicina em Kuzbass. - 2007. - №1. - C. 73.

77. Minaev S.V., Obozin V.S., Pustoshkin L.T. et al. /Novos aspectos na patogénese do processo de adesão da cavidade abdominal. //Vestn. hir. - 2009. - №.2. - C. 45-48.

78. Martirosyan N.K. /O papel do ultrassom no diagnóstico e previsão do curso da obstrução intestinal: //Autoref. diss. ... candidato de ciências médicas. - M., 2007. - 23 c.

79. Matveev N.A., Arutyunyan D.Yu. / Aderências intra-abdominais - um problema subestimado // Endoscop. hir. - 2007. - №5. - C. 60-67.

80. Milyukov V.E. /Dinâmica das alterações no canal hemomicrocirculatório nas paredes do intestino delgado do cão após modelação de obstrução intestinal aguda por estrangulamento. //Arch. pat. - 2002. - №3. - C. 33-36.

81. Milyukov V.E., Sapin M.R. /Mecanismos patogénicos do desenvolvimento da peritonite na obstrução aguda do intestino delgado. //Surgery. - 2005. - №7. - C. 40-45.

82. Milyukov V.E., Sapin M.R. / Sobre a patogénese da peritonite pós-operatória após a eliminação da obstrução aguda do intestino delgado por estrangulamento. / Annals of Surgery. - 2006. - №4. - C. 70.

83. Minaev S.V., Nemilova T.K. /Terapia de poliferação na prevenção de aderências na cavidade abdominal em crianças. //Vestn. hir. - 2006. - № 6. - C. 49.

84. Moiseenko A.I. /Otimização dos métodos de contraste de raios X para o diagnóstico de obstrução intestinal aguda adesiva. //Materiais do 8º congresso de jovens cientistas e especialistas. - Tomsk, 2007. - C. 119-120.

85. Mynbaev O.A., Rublova K.I., Lyutova A.V. /O papel da atividade fibrinolítica local dos cornos uterinos de ratos na patogénese da formação de aderências pós-operatórias. //Pat. physiol. - 1997. - №1. - C. 35-37.

86. Myakonkiy R.V., Dvoretskaya Y.A. /Constatação experimental de novas formas de profilaxia de aderências pós-operatórias da cavidade abdominal. //Vestnik RSMU. - 2006. - №2 (49). - C. 160.

87. Myasnikov A.D., Lipatov V.A. / Para a questão dos princípios modernos de prevenção de aderências pós-operatórias da cavidade abdominal. // Abordagens modernas da ciência e da prática em cirurgia: Mater. conf. inter-regional sobre o 70º aniversário do honrado trabalhador da ciência da Federação Russa prof. 70º aniversário do homenageado trabalhador da ciência da Federação Russa Prof. V.I. Bubynin. -Voronezh, 2002. - C. 154-157.

88. Myasnikov A.D., Lipatov V.A. /Adesões pós-operatórias da cavidade abdominal e endovideosurgery. //Cirurgia mini-invasiva na clínica e na experiência: Actas da conferência científica e prática russa - Perm, 2003. -C. 114-116.

89. Myasnikov A.D., Lipatov V.A., Garmashov A.V. / Critérios para a eficácia de agentes profilácticos anti-específicos desenvolvidos em experiências. / / Coleção de trabalhos da 68ª sessão científica final da KSMU e dos departamentos médico e bioquímico do Centro Científico da Terra Negra Central da RAMS. - Kursk, 2002. - Ч. I. - C. 291-292/

90. Norkin K.G., Boyarintsev N.I., Suchkov A.V. /Videoendocirurgia no tratamento de complicações abdominais após

intervenções cirúrgicas planeadas. //Ciência do Homem: Mater. 8º Congresso de Jovens Cientistas e Especialistas. - Tomsk, 2007. - C. 45-46.

91. Orzimatov S.K. / O papel e o lugar da descompressão intestinal e da alimentação por sonda enteral no tratamento complexo de pacientes com obstrução intestinal aguda: //Autoref. diss. ... candidato de ciências médicas. - Tashkent, 2005. - 19 c.

92. Osipov B.B., Al Sharjabi Mohamed. /Intervenções laparoscópicas após laparotomia prévia. //Materiais da conferência científico-prática republicana com participação internacional. - Gomel, 2002. - C. 78-79.

93. Pashkov S.A. /Denervação das artérias mesentéricas no tratamento cirúrgico de pacientes com obstrução intestinal aguda adesiva. / / Vestn. SamSU. - Natural-science ser. - 2005. - №6 (40). - C. 208-213.

94. Poroysky SV, Myakonkiy RV, Zasypkina OA, Dvoretskaya YA /Primeira experiência de estudo clínico das possibilidades do método de imagem térmica no diagnóstico e diagnóstico diferencial de aderências pós-operatórias da cavidade abdominal. //Bul. Volgograd. centro científico de RAMS. - 2008. - №4. - C. 79-80.

95. Poroysky SV, Vorobyev AA, Lyutaya ED, Podgainov VS / Fundamentação experimental e clínica das possibilidades de diagnóstico por imagem térmica de aderências pós-operatórias utilizando tecnologia informática. //Bul. Volgograd. centro científico de RAMS. - 2008. - №4. - C. 31-33.

96. Prutovy N.N., Arkhipov S.A. /Aspectos imunológicos e bioquímicos da formação de aderências da cavidade abdominal. //Cirurgia Infantil. - 2002. -№3. - C. 29-33.

97. Portenko Y.G., Rumyantsev G.N., Shmatov G.P. / Método moderno de diagnóstico da doença de adesão em crianças com a ajuda da

espetrometria de infravermelhos no sangue. //Detskaya Khir. - 2009. - №1. - С. 22-24.

98. Podtyazhkina T.A., Volodin V.V., Krasnova N.V. /O papel da ultrassonografia intestinal na avaliação do curso do período pós-operatório em pacientes com obstrução intestinal por aderências agudas. // Ultrassom. e diagnósticos funcionais. - 2007. - №3. - С. 103.

99. Popov A.A., Monannikova T.N., Shaginyan G.G. et al. /A doença de adesão como problema de reprodução e métodos de prevenção. //Ros. vestn. obkush.-gyn. - 2005. - №4. - С. 41-45.

100. Rozanov V.E., Snegur A.V., Slavinskaya O.M. /Diagnóstico e tratamento da obstrução intestinal aguda adesiva pós-traumática pós-operatória utilizando a técnica videolaparoscópica. //Endoscope. hir. - 2005. - №1. - С. 114-115.

101. Rudin E.P., Andreev V.G., Karnaushenko P.V. /Operações laparoscópicas em pacientes com aderências na cavidade abdominal. // Endoscópio. hir. - 2003. - №2. - С. 113.

102. Rysbekov M.M., Mukhamedjanov I.H. / Diagnóstico por ultrassom da obstrução intestinal aguda. //Cirurgia do Uzbequistão. - 2006. - №3. - С. 101.

103. Sazhin A.V., Chadaev A.P., Fedorov N.V. /Características técnicas das operações laparoscópicas em pacientes previamente operados. //Endoscope. chir. - 2005. - №1. - С. 120.

104. Sergeev A.V., Konovalov A.K. /O papel das operações laparoscópicas no tratamento de crianças com aderências. //Endoscope. chir. - 2007. - №1. - С. 147-148.

105. Slesarenko S.S., Kossovich M.A. /Intervenções cirúrgicas maloinvasivas no tratamento de aderências. //Endoscope. chir. - 2007. - №1. - С. 61.

106. Sokolnik S.A. /Alguns indicadores de imunidade no

desenvolvimento de obstrução intestinal adesiva em crianças. //Vestn. UNIVERSIDADE MÉDICA ESTATAL RUSSA. - 2003. - №2 (28). - C. 109.

107. Stupin V.A., Mikhailusov S.V., Mudarisov R.R. et al. /O método de profilaxia das aderências da cavidade abdominal. // Endoscópio. hir. - 2009. - №1. - C. 152.

108. Starokon P.M., Shashkina M.K., Stetsyuk O.A. /Monitorização da evolução clínica das aderências da cavidade abdominal numa policlínica. //Bul. Volgograd. centro científico de RAMS. - 2008. - №4. - C. 35-37.

109. Sitnikov V.N., Turbin M.V., Bondarenko V.A., Naidenov V.N. / Aplicação da endocirurgia no tratamento de aderências complicadas por obstrução intestinal aguda. //Endoscope. hir. - 2005. - №1. - C. 139.

110. Stepanov E. A Smirnov A. N. Cirurgia laparoscópica em crianças, oportunidades e perspectivas modernas // Cirurgia. - 2003. - №7. - C. 22.

111. Stupin V.A., Mudarisov R.R. /Novas tecnologias na prevenção da doença de adesão da cavidade abdominal. // Endoscópio. hir. - 2007. - №1. - C. 86-87.

112. Stupin V.A., Mudarisov R.R., Habish V.A., Aliev S.R. / Avaliação dos resultados do tratamento laparoscópico da obstrução intestinal adesiva recorrente. // Endoscópio. chir. - 2005. - №1. - C. 19.

113. Sufiyarov I.F. /New way of interoperative prophylaxis of posperative adhesions. //Endoscope. hir. - 2007. - №1. - C. 147.

114. Sufiyarov I.F., Matigulin R.M. /O método de prevenção e tratamento de aderências peritoneais. //Endoscope. hir. - 2007. - №1. - C. 77.

115. Sufiyarov I.F., Muhammadiev R.H. /Princípios tácticos do tratamento da obstrução intestinal aguda adesiva. //Endoscope. chir. -

2007.- №1. - C. 145.

116. Sufiyarov I.F., Nizomova Z.F. /Diagnóstico e tratamento de aderências peritoneais. //Vestn. UNIVERSIDADE MÉDICA ESTATAL RUSSA. - 2006. - №2 (49). - C. 186.

117. Sufiyarov I.F., Khasanov A.G. / Possibilidades de aplicação da videolaparoscopia no diagnóstico precoce e no tratamento da obstrução intestinal aguda adesiva. //Endoscope. chir. - 2006. - №2. - C. 134.

118. Tomashev P.N. /Imunocorrecção combinada no tratamento complexo de pacientes com obstrução intestinal aguda por adesão: //Autoref. diss. ... candidato de ciências médicas. - M., 2007. - 21 c.

119. Toropov Y.D. / Injeção intraperitoneal de fibrinolisina, hidrocortisona, solução de novocaína e o seu efeito na coagulação sanguínea em doentes com obstrução intestinal aguda por aderência. //Klin. hir. - 1978. - №4. - C. 48-50.

120. Totlkov V.Z., Kolitseva M.V., Amirillaev V.M. /Programa terapêutico e de diagnóstico para obstrução aguda do intestino delgado por obturação por adesão. /Cirurgia com o nome de N. I. Pirogov. N.I. Pirogov. - 2006. - №2. - C. 38-453.

121. Fedorov V.A., Kubyshkin V.A. / Epidemiologia cirúrgica da formação de aderências na cavidade abdominal. //Cirurgia. - 2004. - №6. - C. 50.

122. Fedorov K.K., Prokozhenko Y.D., Belyaev M.K. /Abordagem sistémica da prevenção da obstrução intestinal adesiva em crianças. //Medicina em Kuzbass. - 2007. - №1. - C. 145.

123. Filenko B.P., Sozanov K.N. / Possibilidades de prevenção da doença de adesão após apendicectomia. //Vestn. hir. - 2000. - №2. - C. 73-77.

124. Fomin N. N. /Concentração de fibrinogénio no sangue de pacientes cirúrgicos. //Cirurgia. - 1981. - №6. - C. 57-58.

125. Funygin M.S. /Eficácia da ecografia no diagnóstico da obstrução intestinal aguda. //Vestn. UNIVERSIDADE MÉDICA ESTATAL RUSSA. - 2008. - №2 (61). - С. 142.

126. Khodov G.V., Larin S.V. /Tecnologias laparoscópicas no tratamento da obstrução intestinal aguda adesiva. //Endoscope. chir. - 2006. - №4. - С. 36.

127. Khasanov A.G., Badretdinov A.F., Nuritdinov M.A., Bakiev I.M. /Resultados de intervenções minimamente invasivas em operações repetidas em órgãos da cavidade abdominal. /Cirurgia com o nome de N. I. Pirogov. N.I. Pirogov. - 2006. - №11. - С. 29-32.

128. Khasanov A.G., Sufiyarov N.F., Nigmatzyanov S.S., Matigullin R.M. /O método de tratamento cirúrgico e prevenção de aderências peritoneais pós-operatórias. //Cirurgia com o nome de N. I. Pirogov. N.I. Pirogov. - 2008. - Vol. 33. - С. 43-45.

129. Hajibaev A.M., Atadjanov Sh.K., Ermetov A.T., Hajibaev D.A. / Possibilidades da videolaparoscopia no diagnóstico e tratamento de complicações intraperitoneais pós-operatórias. //Centre.-Asian. med. zhurn. - 2005. - Vol. XI, No. 2-3. - С. 165-169.

130. Chernov V.N., Khimichev V.G. /Escolha do método de intubação e descompressão do intestino delgado na obstrução aguda. //Cirurgia. - 1998. -№11. - С. 30-34.

131. Shaidulin S.V., Dimitrev Y.V. /Diagnóstico e tratamento da obstrução por adesão em crianças. //Mater. Respub. conferência científica e prática com participação internacional. - Gomel, 2002.

132. Shamsiev A.M., Kobilov E.E. /Profilaxia de complicações adesivas após intervenções cirúrgicas para peritonite apendicular e obstrução intestinal aguda adesiva em crianças. //Cirurgia Infantil. - 2005. - №5. - С. 7-9.

133. Shamsiev A.M., Kobilov E.E. / Previsão de complicações pós-

operatórias de aderência em cirurgia abdominal de emergência em crianças. //Cirurgia com o nome de N. I. Pirogov. N.I. Pirogov. - 2006. - №2. - C. 23-25.

134. Shatokhina S.N., Rubanova L.R. / Previsão de aderências pós-operatórias na cavidade abdominal em crianças através do estudo da morfologia do exsudado peritoneal. //Cirurgia Infantil. - 2004. - №2. - C. 19.

135. Shavelev R.R., Plechev V.V., Karnilaev P.G. /Tratamento laparoscópico de aderências da cavidade abdominal. /Cirurgia com o nome de N. I. Pirogov. N.I. Pirogov. - 2005. - №45. - C. 31-32.

136. Shakhov A.V. /Otimização do diagnóstico e tratamento da obstrução intestinal aguda por aderência: //Autoref. diss. ... candidato de ciências médicas. - N. Novgorod, 2009. - 18 c.

137. Shonazarov I.Sh. /Correção da endotoxicose na obstrução intestinal aguda adesiva. /Cirurgia do Uzbequistão. - 2006. - №3. - C. 112.

138. Shonazarov I.Sh. /Eficácia das relaparotomias de saneamento no tratamento cirúrgico da obstrução intestinal aguda adesiva. /Cirurgia do Uzbequistão. - 2006. - №3. - C. 112-113.

139. Shurygin S.N., Dmitriev V.B. / Tratamento de aderências da cavidade abdominal pelo método endovideosolaparoscópico. // Endoscópio. chir. - 2000. - №6. - C. 40-41.

140. Shchitinin V.E., Korovin S.A. / Tácticas cirúrgicas na peritonite apendicular. //Cirurgia Infantil. - 2000. - №4. - C. 13-15.

141. Egamov Y.S. /Profilaxia da obstrução intestinal dinâmica na peritonite aguda. /Cirurgia do Uzbequistão. - 2001. - Vol. 32. - C. 98-100.

142. Eminov Vusal Letif Oglu. / Melhoria do diagnóstico e otimização do tratamento de pacientes com obstrução intestinal aguda por aderências do intestino delgado (estudo experimental e clínico): / //Autoref. diss. ... candidato de ciências médicas. - Kazan, 2009. - 20 c.

143. Yarema I.V., Magomedov M.A. /Prophylaxis of postoperative adhesions formation. / / / Ros. med. vesti. - 2003. - №2. - C. 34-37.

144. Altuntas Y.E., Kement M., Oncel M. et al. /A eficácia da membrana de hialuronano-carboximetilcelulose em diferentes gravidades de aderências observadas aquando de relaparotomias: um estudo experimental em ratos. //Dis. Cólon. Rectum. - 2008. - Vol. 51, №10. - P. 1562-1565.

145. Alpay Z., Saed G.M., Diamond M.P. /Adesões pós-operatórias: da formação à prevenção. //Semin. Reprod. Med. - 2008. - Vol. 26, №4. - P. 313-321.

146. Ambiru S., Furuyama N., Kimura F. et al. /Efeito da oxigenoterapia hiperbárica em doentes com obstrução intestinal adesiva associada a cirurgia abdominal que não responderam a mais de 7 dias de tratamento conservador. //Hepatogastroenterologia. - 2008. - Vol. 55 (82-83). - P. 491-495.

147. Ambiru S., Furuyama N., Aono M. et al. /Oxigenoterapia hiperbárica para o tratamento de ileus paralítico pós-operatório e obstrução intestinal adesiva associada a cirurgia abdominal: experiência com 626 pacientes. //Hepatogastroenterologia. -2007. - Vol. 54 (79). - P. 1925-1929.

148. Aritaş Y., Akcan A., Erdogan A.R. et al. /Efeitos da melatonina e do fosfolípido na formação de adesões e correlação com a expressão do fator de crescimento endotelial vascular em ratos. //Ulus Travma Acil. Cerrahi Derg. - 2009. - Vol. 15, №5. - P. 416-422.

149. Ayten R., Cetinkaya Z., Girgin M. et al. /The effects of intraperitoneal sildenafil administration on healing of left colonic anastomoses and intra-abdominal adhesion formation in the presence of intra-abdominal infection. //Dis. Cólon. Rectum. - 2009. - Vol. 52, №5. - P. 1026.

150. Bandyopadhyay S.K., de la Motte C.A., Kessler S.P. et al. / Hyaluronan-mediated leukocyte adhesion and dextran sulfate sodium-induced colitis are attenuated in the absence of signal transducer and activator of transcription //Amer. J. Pathol. - 2008. - Vol. 173, №5. - P. 1361-1368.

151. Bozkurt S., Yuzbasioglu M.F., Bulbuloglu E. et al. /Prevenção de aderências pós-operatórias peritoneais através da administração de estrogénio. //J. Invest. Surg. -2009. - Vol. 22, №4. - P. 263-267.

152. Cartanese C., Lattarulo S., Barile G. et al. /UO di Chirurgia Generale V Bonomo, Dipartimento dell'Emergenza e dei Trapianti di Organi. //Chir Ital. - 2009. - Vol. 61, №1. - P. 39-46.

153. Chen X.Z., Wei T., Jiang K., Zhong Xi. Zhong Xi, Yi Jie, He Xue Bao, et al. /Factores etiológicos e mortalidade da obstrução intestinal aguda: uma revisão de 705 casos. - 2008. - Vol. 6, №10. - P. 1010-1016.

154. Costa R.G., Lontra M.B., Scalco P. et al. /Polylactic acid film versus acellular porcine small intestinal submucosa mesh in peritoneal adhesion formation in rats. //Ata Cir. Bras. - 2009. - Vol. 24, №2. - P. 128-135.

155. Cox M. R., Gunn I. F., Eastman M. C. et al. /The operative aetiology and types of adhesions causing small bowel obstruction. //Aust. N. Z. J. Surg. - 1993. -Vol. 63, №11. - P. 848-852.

156. Darmas B. /Utilização de produtos de barreira na prevenção da formação de aderências após a cirurgia. //J. Wld Care. - 2008. - Vol. 17, №9. - P. 405-408, 411.

157. Delabrousse E., Lubrano J., Jehl J. et al. Obstrução do intestino delgado por bandas adesivas e aderências emaranhadas: diferenciação por TC. //Amer. J. Roentgenol. -2009. - Vol. 192, №3. - P. 693-697.

158. Di Saverio S., Catena F., Ansaloni L. et al. /Valor do meio de contraste solúvel em água (gastrografina) na obstrução adesiva do

intestino delgado (ASIO): um ensaio clínico prospetivo, aleatório e controlado. //Wld J. Surg. - 2008. - Vol. 32, №10. - P. 2293-304.

159. Dubcenco E., Grantcharov T., Streutker C.J. et al. /O desenvolvimento de um novo balão de oclusão intracolónica para cirurgia endoscópica transluminal de orifício natural transcolónico: descrição da técnica e experiência inicial num modelo porcino (com vídeos). //Gastrointest Endosc. - 2008. - Vol. 68, №4. - P. 760-766.

160. Duron J.J., du Montcel S.T., Berger A. et al. /Prevalência e factores de risco de mortalidade e morbilidade após operação para obstrução pós-operatória do intestino delgado por adesivo. //Amer. J. Surg. - 2008. - Vol. 195, №6. - P. 726-734.

161. Ellis H., Crowe A. /Consequências médico-legais das aderências intra-abdominais pós-operatórias. //Int. J. Surg. - 2009. - Vol. 7, №3. - P. 187-191.

162. Emans P.J., Schreinemacher M.H., Gijbels M.J. et al. /Malhas de polipropileno para prevenir a hérnia abdominal. Podem os revestimentos estáveis evitar aderências a longo prazo? //Ann. Biomed. Eng. - 2009. - Vol. 37, №2. - P. 410-418.

163. Essani R., Bergamaschi R. Tratamento laparoscópico da obstrução adesiva do intestino delgado. //Tech Coloproctol. - 2008. - Vol. 12, №4. - P. 283-287.

164. Ersoz N., Ozler M., Altinel O. et al. A melatonina previne as aderências peritoneais em ratos. //J. Gastroenterol. Hepatol. - 2009. - Vol.3. - P. 184-187.

165. Fazel M. Z., Jamieson R. W., Watson C. J. Acompanhamento a longo prazo da utilização do tubo intestinal de Jones na obstrução adesiva do intestino delgado. //Ann. Coll. Surg. Engl. - 2009. - Vol. 91, №1. - P. 50-54.

166. Ferrari G. C., Miranda A., Sansonna F. et al. Reparo

laparoscópico de hérnias incisionais localizadas nas bordas abdominais: uma revisão crítica retrospetiva. //Surg. Laparosc. Endosc. Percutan. Tech. - 2009. - Vol. 19, №4. - P. 348-352.

167. Fujii S., Shimada H., Ike H. et al. Redução da aderência abdominal pós-operatória e do íleo por uma membrana bioreabsorvível. //Hepatogastroenterologia. - 2009. - Vol. 56, №91-92. - P. 725-728.

168. Gaertner W. B., Hagerman G. F., Felemovicius I. et al. Two experimental models for generating abdominal adhesions. //J. Surg. Res. - 2008. - Vol. 146, №2. - P. 241-245.

169. Gollu A., Kismet K., Kilicoglu B. et al. Effect of honey on intestinal morphology, intraabdominal adhesions and anastomotic healing. //Phytother Res.-2008. - Vol. 22, №9. - P. 1243-1247.

170. Grant H. W., Parker M. C., Wilson M. S. et al. Adesões após cirurgia abdominal em crianças. //J. Pediatr. Surg. - 2008. - Vol. 43, №1. - P. 152-156.

171. Grafen F. C., Neuhaus V., Schöb O., Turina M. Gestão da obstrução aguda do intestino delgado devido a aderências intestinais: indicações para cirurgia laparoscópica num hospital universitário comunitário. //Arch. Surg. - 2009. - Vol. 28. - P. 348-354.

172. Groschwitz K. R., Hogan S. P. Intestinal barrier function: molecular regulation and disease pathogenesis. //J. Allergy Clin. Immunol. - 2009. - Vol. 124, №1. - P. 3-20.

173. Gunabushanam G., Shankar S., Czerniach D. R.et al. Obstrução do intestino delgado após cirurgia laparoscópica de bypass gástrico em Y de Roux. //J. Comput. Assist. Tomogr. - 2009. - Vol. 33, №3. - P. 369-375.

174. Hill A. G. A gestão da obstrução adesiva do intestino delgado - uma atualização. //Int. J. Surg. - 2008. - Vol. 6, №1. - P. 77-80.

175. Irkorucu O., Comert M. Efeitos da administração

intraperitoneal de sildenafil na cicatrização de anastomoses do cólon esquerdo e na formação de aderências intra-abdominais na presença de infeção intra-abdominal. //Niger J. Med. - 2009. - Vol. 18, №1. - P. 63-67.

176. Kehoe S. M., Williams N. L., Yakubu R. et al. Incidência de obstrução intestinal após quimioterapia intraperitoneal para neoplasias malignas peritoneais e tubárias do ovário. /Serviço de Ginecologia. - N. Y. 2007.

177. Kirchhoff S., Ladurner R., Kirchhoff C. et al. Deteção de hérnias recorrentes e de aderências intra-abdominais após a reparação de hérnias incisionais: um estudo funcional de cine-RM. //Abdom. Imaging. - 2009. - Bd. 21.- S. 234-238.

178. Koperen P. J., Wind J., Bemelman W. A., Slors J. F. Cola de fibrina e retalho de avanço rectal transanal para fístulas perianais transesfincterianas altas; existe alguma vantagem? // Int. J. Colorectal. Dis. - 2008. - Vol. 23, №7. - P. 697-701.

179. Kosaka H., Yoshimoto T., Yoshimoto T. et al. O interferão-gama é uma molécula alvo terapêutica para a prevenção da formação de aderências no pós-operatório. //Nat. Med. - 2008. - Vol. 14, №4. - P. 437-441.

180. Kumar S., Wong P. F., Leaper D. J. Agentes profilácticos intra-peritoneais para a prevenção de aderências e obstrução intestinal adesiva após cirurgia abdominal não ginecológica. //Syst. Rev. - 2009. - Vol. 21, №1. - P. CD005-080.

181. Kuriu Y., Yamagishi H., Otsuji E. et al. Regeneração do peritoneu utilizando membrana amniótica para prevenir aderências pós-operatórias. //Hepatogastroenterologia. - 2009. - Vol. 56, №93. - P. 1064-1068.

182. Lang R. A., Buhmann S., Hopman A. et al. Deteção de aderências intra-abdominais por Cine-RM: correlação com achados intra-

operatórios em 89 casos consecutivos. //Surg. Endosc. - 2008. - Vol. 22, №11. - P. 2455-2461.

183. Lavoura Nda S., D'Ancona C. A., Neves F. C. et al. ileocistoplastia assistida por laparoscopia versus ileocistoplastia aberta em suínos. //J. Urol. - 2009. - Vol. 182, №4. - P. 1644-1649.

184. Lee I. K., Kim do H., Gorden D. L. et al. Gestão laparoscópica selectiva da obstrução adesiva do intestino delgado utilizando a orientação por TC. //Amer. Surg. -2009. - Vol. 75, №3. - P. 227-231.

185. Mahdy T., Mohamed G., Elhawary A. Effect of methylene blue on intra-abdominal adhesion formation in rats. //Int. J. Surg. - 2008. - Vol. 6, №6. - P. 452-455.

186. Mancini G. J., Petroski G. F., Lin W. C. et al. /Impacto a nível nacional da lise laparoscópica de aderências no tratamento da obstrução intestinal nos EUA. //J. Amer. Coll. Surg. - 2008. - Vol. 207, №4. - P. 520-526.

187. Meissner K., Szécsi T., Jirikowski B. Obstrução intestinal causada por bandas solitárias: etiologia, apresentação, diagnóstico, tratamento, resultados. //Ata Chir. Hung. - 1994. - Vol. 34, №3-4. - P. 355-363.

188. Minaev S. V., Obozin V. S., Barnash G. M., Obedin A. N. The Influence of Enzymes on Adhesive Processes in the Abdominal Cavity (A influência das enzimas nos processos adesivos na cavidade abdominal). //Europ. J. Pediatr. Surg. - 2009. - Vol. 28. - P. 326-234.

189. Molinaro F., Kaselas C., Lacreuse I. et al. Obstrução intestinal pós-operatória após cirurgia laparoscópica versus cirurgia aberta na população pediátrica: uma revisão de 15 anos. //Europ. J. Pediatr. Surg. - 2009. - Vol. 19, №3. - P. 160-162.

190. Namba A., Mano N., Hirose H. Análise filogenética das bactérias intestinais e da sua capacidade adesiva em relação ao muco

intestinal da carpa. //Appl. Microbiol. - 2007. - Vol. 102, №5. - P. 1307-1317.

191. Neto M. O., Neto E. C. Esteves E. et al. /Aplicações da cirurgia videolaparoscópica em crianças. //Brasil. J. Pediatr. (Rio J). - 2001. - Vol. 77, №5. - P. 407-412.

192. Nissotakis C., Sakorafas G. H., Vugiouklakis D. et al. Técnica de agrafos circulares transanal: um método simples e altamente eficaz para a gestão de estenose de alto grau de anastomoses colorrectais baixas. //Surg. Laparosc. Endosc. Percutan. Tech. - 2008. - Vol. 18, №4. - P. 375-378.

193. Paulo N. M., de Brito e Silva M. S., Moraes A. M. et al. Uso de membrana de quitosana associada à tela de polipropileno para prevenção de aderência peritoneal em ratos. //J. Biomed. Mater. Res. B. Appl. Biomater. - 2009. - Vol. 91, №1. - P. 221-227.

194. Peters A. A., Van den Tillaart S. A. O doente difícil em gastroenterologia: dor pélvica crónica, aderências e episódios suboclusivos. //Best Pract. Res. Clin. Gastroenterol. - 2007. - Vol. 21, №3. - P. 445-463.

195. Petersen M., Köckerling F., Lippert H., Scheidbach H. Reversão assistida por laparoscopia do procedimento Hartmann. //Surg. Laparosc. Endosc. Percutan. Tech. - 2009. - Vol. 19, №1. - P. 48-51.

196. Pryor H. I., O'Doherty E., Hart A. et al. As películas de poli (sebacato de glicerol) previnem as aderências pós-operatórias e permitem a colocação laparoscópica/ //Surgery. -2009. - Vol. 146, №3. - P. 490-497.

197. Sai Prasad T. R., Chui C. H., Jacobsen A. S. Laparoscopic appendicectomy in children: A trainee's perspective. //Ann. Acad. Med. Singapore. - 2006. - Vol. 35, №10. - P. 694-697.

198. Saxena A. K., van Tuil C. Tratamento laparoscópico de aderências hepatoduodenais obstrutivas após procedimento anti-refluxo

aberto//Surg. Laparosc. Endosc. Percutan. Tech. - 2008. - Vol. 18, №3. - P. 288-289.

199. Saribeyoglu K., Pekmezci S., Korman U. et al. Adesiólise laparoscópica selectiva no tratamento da obstrução intestinal adesiva recorrente aguda e crónica. //Ulus. Travma Acil. Cerrahi Derg. - 2008. - Vol. 14, №1. - P. 28-33.

200. Shinohara T., Kashiwagi H., Yanagisawa S., Yanaga K. Uma técnica simples e inovadora para a colocação de membrana anti-adesiva em cirurgia laparoscópica. //Surg. Laparosc. Endosc. Percutan. Tech. - 2008. - Vol. 18, №2. - P. 188-191.

201. Sikkink C. J., de Man B., Bleichrodt R. P., van Goor H. O gel de ácido hialurónico autocruzado não reduz as aderências intra-abdominais nem a formação de abcessos num modelo de peritonite em ratos. //J. Surg. Res. - 2006. - Vol. 136, №2. - P. 255-259.

202. Spada C., Shah S.K., Riccioni M.E. et al. Video capsule endoscopy in patients with known or suspected small bowel stricture previously tested with the dissolving patency capsule. //J. Clin. Gastroenterol. - 2007. - Vol. 41, №6. - P. 576-582.

203. Tanaka S., Yamamoto T., Kubota D. et al. Factores preditivos da indicação cirúrgica na obstrução adesiva do intestino delgado. //Amer.J Surg. - 2008. - Vol. 196, №1. - P. 23-27.

204. Tokita Y., Satoh K., Sakaguchi M. et al. O efeito preventivo do Daikenchuto na obstrução intestinal pós-operatória induzida pela adesão em ratos. //Inflammopharmacology. - 2007. - Vol. 15, №2. - P. 65-66.

205. Vetrano S. O papel de JAM-A na doença inflamatória intestinal: desvendando os laços que unem. //Ann. N. Y. Acad. Sci. - 200. - Vol. 1165. - P. 308-313.

206. Vijay K., Anindya C., Bhanu P. et al. Obstrução adesiva do intestino delgado (ASBO) em crianças - papel da gestão conservadora.

//Med. J. Malaysia. - 2005. - Vol. 60, №1. - P. 81-84.

207. Voskerician G., Jin J., Hunter S. A. et al. A membrana peritoneal humana reduz a formação de aderências intra-abdominais na reparação de hérnias ventrais: estudo experimental num modelo de rato com hérnia crónica. //J. Surg. Res. - 2009. - Vol. 157, №1. - P. 108-114.

208. Wang Q. Tratamento laparoscópico da obstrução adesiva recorrente do intestino delgado: seguimento a longo prazo. //Surg. Today. -2009. - Vol. 39, №6. - P. 493-499.

209. Laukka M., Hoppela E., Salo J., Rantakari P., Gronroos T.J., Orte K., Auvinen K., Salmi M., Gerke H., Thol K., Peuhu E., Kauhanen S., Merilahti P., Hartiala P.. Preperitoneal Fat Grafting Inhibits the Formation of Intra-Abdominal Adhesions in Mice. J. Gastrointest Surg. 2019. № 10. DOI: 10.1007/s11605-019-04425-4.

210. Fu Y., Tsauo J., Sun Y., Wang Z., Kim K.Y., Lee S.H., Kim D.Y., Jing F., Lim D., Song H.Y., Hyun H., Choi E.Y.. Developmental endothelial locus-1 previne o desenvolvimento de aderências peritoneais em ratinhos. Biochem Biophys Res Commun. 2018.№ 500 (3). P. 783-789. DOI: 10.1016 / j.bbrc.2018.04.158.

211. Montalvo-Javé E.E., Mendoza-Barrera G.E., GarcíaPineda M.A., Jaime Limón Á.R., Montalvo-Arenas C., Castell Rodríguez A.E., Tapia Jurado J. Histological Analysis of IntraAbdominal Adhesions Treated with Sodium Hyaluronate and Carboxymethylcellulose Gel. J Invest Surg. 2016. № 29 (2). P. 80-87. DOI: 10.3109 / 08941939.2015.1076911.

212. Wei G., Zhou C., Wang G., Fan L., Wang K., Li X.Keratinocyte Growth Fator Combined with a Sodium Hyaluronate Gel Inhibits

Postoperative Intra-Abdominal Adhesions. Int. J. Mol. Sci. 2016. № 17(10). pii:E1611. DOI:10.3390 / ijms17101611.

213. Chaturvedi A.A., Lomme R.M., Hendriks T., van Goor H. Ultrapure alginate gel reduces adhesion reformation after adhesiolysis. Int. J. Colorectal Dis. 2014. № 29 (11). P. 1411-6. DOI: 10.1007 / s00384-014-2009-5.

214. Iwasaki K., Ahmadi A.R., Qi L., Chen M., Wang W., Katsumata K., Tsuchida A., Burdick J., Cameron A.M., Sun Z. Mobilização farmacológica e recrutamento de células-tronco em ratos interrompe aderências abdominais após laparotomia. Sci Rep.2019. № 9 (1). P. 7149. DOI: 10.1038 / s41598-019-43734-1.

19. Hosseini A., Akhavan S., Menshaei M., Feizi A. Efeitos da estreptoquinase e solução salina normal na incidência de adesão intra-abdominal 1 semana e 1 mês após a laparotomia em ratos. Adv Biomed Res. 2018. № 7 P.16. DOI: 10.4103 / abr.abr_225_16.

215. Cassidy M.R., Sheldon H.K., Gainsbury M.L., Gillespie E., Kosaka H., Heydrick S., Stucchi A.F.. The neurokinin 1 recetor regulates peritoneal fibrinolytic activity and postperative adhesion formation. J. Surg. Res. 2014. № 191 (1). P. 12-18. DOI: 10.1016 / j.jss.2014.04.030.

216. Tahmasebi S., Tahamtan M., Tahamtan Y. Prevenção por líquido amniótico de rato de aderências após laparatomia num modelo de rato. Int. J. Surg. 2012. № 10 (1). P. 16-19. DOI: 10.1016 /j.ijsu.2011.11.003.

217. Okur M.H., Aydogdu B., Arslan M.S., Alabalik U., Arslan S., Kara İ., Canpolat F., Şahin A., Otcu S.. Administração intra-peritoneal de Ecballium elaterium diminui as aderências pós-operatórias. Ata Cir Bras. 2014. № 29(10). P. 639-643.

218. Cassidy M.R., Sherburne A.C., Sheldon H.K., Gainsbury M.L., Heydrick S., Stucchi A.F.. Histone deacetylase inhibitors decrease intra-abdominal adhesions with one intraoperative dose by reducing peritoneal fibrin deposition pathways. Surgery. 2014. № 155 (2). P. 234-244. DOI: 10.1016 /j.surg.2013.08.018.

219. Macarak E.J., Lotto C.E., Koganti D., Jin X., Wermuth P.J., Olsson A.K., Montgomery M., Rosenbloom J. Trametinib prevents mesothelial-mesenchymal transition and ameliorates abdominal adhesion formation. J. Surg. Res. 2018.№ 227. P. 198-210. DOI: 10.1016 / j.jss.2018.02.012.

220. Kuckelman J.P., Kononchik J., Smith J., Kniery K.R., Kay J.T., Hoffer Z.S., Steele S.R., Sohn V. Human-Derived Amniotic Membrane Is Associated With Decreased Postoperative Intraperitoneal Adhesions in a Rat Model. Dis Colon Rectum. 2018. № 61 (4). P. 484-490. DOI: 10.1097 /DCR.0000000000001037.

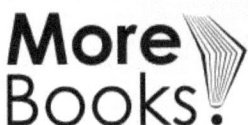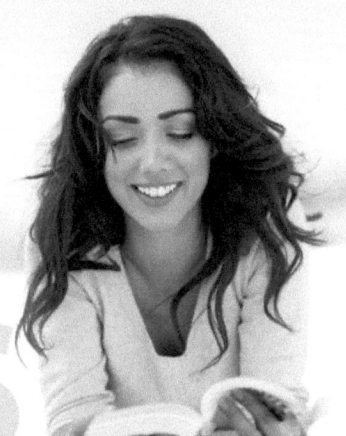

I want morebooks!

Buy your books fast and straightforward online - at one of world's fastest growing online book stores! Environmentally sound due to Print-on-Demand technologies.

Buy your books online at
www.morebooks.shop

Compre os seus livros mais rápido e diretamente na internet, em uma das livrarias on-line com o maior crescimento no mundo! Produção que protege o meio ambiente através das tecnologias de impressão sob demanda.

Compre os seus livros on-line em
www.morebooks.shop

 info@omniscriptum.com
www.omniscriptum.com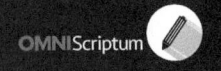

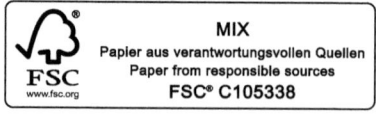

Printed by Books on Demand GmbH, Norderstedt / Germany